KRISTALL-KI-DO®

Die neue Energie- und Heilkunst des 3. Jahrtausends

Wolfgang Hahl

KRISTALL-KI-DO®

Die neue Energie- und Heilkunst des 3. Jahrtausends

Wolfgang Hahl

Widmung

Dieses Buch widme ich all jenen Menschen, die in sich den Drang und die Sehnsucht spüren, auf effektive Art und Weise konkret etwas zur Heilung der Menschen, der Natur wie auch unseres gesamten Planeten beizutragen und gleichzeitig bereit sind, vollkommen neue Wege zu gehen, um ihr innerstes Wesen sowie ihr eigenes spirituelles Potenzial kraftvoll zu entfalten und heilsam wie kreativ zum Ausdruck zu bringen.

Möge ihnen diese hier dargestellte neue Kunst des KRISTALL-KI-DO® Anregung, Inspiration und Motivation sein und dabei helfen, ihren eigenen ganz persönlichen Weg zu finden und diesen in Schönheit, Sanftheit wie auch Stärke auf einzigartige Weise zukünftig zu beschreiten.

Inhalt

I. Ursprung und Entstehung des KRISTALL-KI-DO®

1. Wie alles begann –
Krankheit als spiritueller Meister und Lehrer

Als ich bereits in jungen Jahren im Alter von 4 Jahren an einer schweren Form allergischen Asthmas sowie chronischer Bronchitis erkrankte, war mir dadurch ein über 10 Jahre lang dauernder Leidensweg vorprogrammiert, der mein ganzes weiteres Leben massiv prägen sollte und letztendlich den Anstoß gab, das zu werden, was ich heute bin. Denn zu meinen alle paar Wochen wiederkehrenden, schweren, Tage und Nächte langen Asthmaanfällen, die mich ereilten und an denen ich regelmäßig zu ersticken drohte und mehrfach sogar tatsächlich auch starb bzw. so genannte Nahtodeserlebnisse hatte, fiel der Ärzteschaft von Seiten meines mich behandelnden Lungenfacharztes über all die Jahre nichts anderes ein, als mich ständig mit allen möglichen heftigen und starken Medikamenten vollzustopfen und mir über 10 Jahre lang immer wieder hohe Cortisongaben sowie hunderte Spritzen mit Medikamenten zu verabreichen.

Dies führte langfristig sogar dazu, dass meine sämtlichen Knochen und Gelenke aufgeweicht und die Mineralien heraus geschwemmt wurden, was als langfristige Neben-wirkung von Cortison auch allgemein bekannt ist. Deshalb hatte ich bereits in jungen Teenagerjahren schwere Abnutzungserscheinungen, sodass Fachärzte mir nicht nur Deformierungen des Skelettbaus, sondern sogar schwere

Arthrosen in den Knien attestierten, wie sie normalerweise erst bei manchen 80-jährigen beobachtet und diagnostiziert werden.

Mein ganzes damaliges Leben, zumindest meine ganze Kindheit und Jugend, wurde dadurch so massiv beeinträchtigt und beeinflusst, dass ich deshalb nicht nur körperlich gehandicapt war, beim Sportunterricht in der Schule in sämtlichen Leichtathletik- und Leistungssportarten kläglich versagte, sondern darüber hinaus auch noch in der Schule von anderen Schülern gemobbt, gehänselt und so massiv unterdrückt wurde, dass ich über mehrere Jahre lang fast täglich von größeren und stärkeren Jungs verprügelt wurde, die mich als schwarzes Schaf und nützliches Opfer für ihre Aggressionsabfuhr missbrauchten!

Darüber hinaus fiel es mir auch schwer, bei den schulischen Leistungen mithalten zu können, da mich diese tagelangen, ja manchmal wochenlangen Schulausfälle, wo ich ans Bett gefesselt war, immer wieder dazu zwangen, den verpassten Unterrichtsstoff irgendwie nachholen zu müssen, was aber letztendlich unmöglich war. Doch lernte ich dadurch schon früh, nicht nur in allen Lebenslagen zu improvisieren, sondern darüber hinaus auch meine Intuition zu üben und inneren Eingebungen bereits in jungen Jahren zu folgen und diese zu schulen, sodass ich mich nicht nur halbwegs durch die Prüfungen hangeln konnte, sondern sogar bereits mit 17 Jahren die Fachhochschulreife erlangte.

Da ich aber während der ganzen Schulzeit ein regelrechtes Martyrium von Seiten der Ärzteschaft zu durchlaufen hatte, weil diese einfach nicht wahrnehmen und einsehen wollten, dass meine asthmatische Erkrankung offensichtlich psychosomatisch bedingt und seelischer Natur war, musste ich dies alles so lange erdulden, bis ich mich eines Tages angesichts der Sinnlosigkeit dieser Therapieformen dagegen anfing zu wehren und dem ganzen Einhalt zu gebieten!

Aus höherer Sicht betrachte ich heutzutage das ganze damalige Geschehen sogar als großen Glücksfall, da ich dadurch schon frühzeitig gezwungen war, voll und ganz die Eigenverantwortung für mein Leben und meine Gesundheit zu übernehmen. Leider erkennen die meisten Menschen erst in hohem Alter, wie wichtig und essentiell diese Entscheidung für jeden ist, nachdem sie bereits Jahre oder Jahrzehnte lang durch viele Ärzte austherapiert wurden und dabei ihre Gesundheit massiven Schaden erlitt. Oder wenn sie an schweren Nebenwirkungen von Medikamenten leiden, die ihnen meistens ganz unbedenklich von ihren Ärzten verabreicht wurden, ohne auf deren Nebenwirkungen oder Folgeschäden zu achten, ohne davor gewarnt worden zu sein. Auch begegnete ich im Laufe meines Lebens immer wieder Menschen, die an den Folgen von verpfuschten oder unnötigen Operationen zu leiden hatten, die nicht mehr rückgängig zu machen waren. Dabei kam mir jedes Mal in den Sinn, wie gut es doch letztendlich war, dass ich bereits in sehr jungen Jahren die Unsinnigkeit vieler solcher Operationen erkannte, die mir von Ärzten vorgeschlagen und als dringend notwendig und unerlässlich erklärt wurden, die ich aber aus einem gesunden eigenen inneren Empfinden heraus stets ablehnte.
Daher stemmte ich mich immer wieder mit aller Kraft dagegen und weigerte mich, wenn Ärzte mir Angst einjagen wollten und mir mit schlimmsten Fantasiebildern ausmalten, wie schlecht es mir schon bald in Kürze ergehen würde, wenn ich mich nicht dieser oder jener Operation unterziehen würde..!
Jedoch fühlte ich schon mit 12 Jahren, dass solche schweren

operativen Eingriffe nicht der Weg meiner wahren Heilung sein konnten, und spürte instinktiv, dass mein Körper etwas Heiliges sei, an dem ich nicht einfach erlauben sollte, daran herum zu schneiden, zu schrauben oder zu sägen, wie es mir von meinem Orthopäden zum Beispiel angesichts meiner massiven Kniearthrosen damals vorgeschlagen wurde. Angesichts des ergebnislosen Bemühens meines Lungenfacharztes, der tatsächlich enormes Mitleid hatte, wenn er mich bei meinen schweren asthmatischen Anfällen erlebte, und mir aus seiner Sicht natürlich tatsächlich mit allen Mitteln helfen wollte, spürte ich schon sehr bald, dass seine medizinische Ratlosigkeit letztendlich daher rührte, dass er in Wirklichkeit nicht die geringste Ahnung von den tatsächlichen zugrunde liegenden seelischen wie psychosomatischen Zusammenhängen meiner Erkrankung hatte und mir deshalb auch nicht wirklich helfen konnte.

Denn für die klassische Medizin existiert ja so etwas wie eine Seele überhaupt nicht und werden psychosomatische Zusammenhänge ja sogar bis in die heutige moderne Zeit von den meisten Ärzten abgestritten, lächerlich gemacht oder verpönt und als unseriös oder sogar esoterisch interpretiert, sodass ein normaler gesunder Mensch natürlich damit nichts zu tun haben möchte! Doch Gott sei Dank bewirkten meine alle paar Wochen wiederkehrenden Asthmaanfälle, bei denen ich tagelang um jeden Atemzug kämpfen und ringen musste, dass ich einen unerschütterlichen Willen entwickelte, der ganz im Gegensatz zu meinem schwächlichen, anfälligen und lädierten Körper stand.

Ja man kann sogar sagen, je schwächer und geschädigter mein Körper wurde, desto stärker wuchs dabei meine geistige Willenskraft und tieferes Verständnis von Leben und

Tod heran. Deshalb begann ich bereits mit zwölf Jahren, Bücher wie „Leben nach dem Tod" oder über PSI-Kräfte zu lesen, während andere Kinder in dieser Zeit lediglich Micky-Maus-Hefte und dergleichen verschlangen. Diese verschmähte ich natürlich ebenfalls nicht, doch sah ich sie nur als Zeitvertreib an, während ich tiefer führende Bücher über geistige Zusammenhänge oder philosophische Abhandlungen des Lebens regelrecht in mich einsog, parallel zu den üblichen Kinderbüchern, die ich ansonsten ebenfalls las.

So kam ich auch schon sehr früh in Kontakt mit Literatur zur Philosophie des Zen-Buddhismus, Taoismus und fernöstlicher Kampfkünste, die mich von Anfang an faszinierten und zunehmend mein Interesse weckten. Ich erkannte immer mehr, dass ich neben einem tiefen inneren Verständnis über das Leben und seine energetischen Zusammenhänge darüber hinaus auch auf der praktischen Ebene etwas konkret tun musste, um meine körperliche Schwäche und anfällige Gesundheit zu stärken und wieder ins Lot zu bringen.

2. Fernöstliche Kampfkünste als Schulungsweg der eigenen Persönlichkeit

Weil ich mich aber auch täglich immer öfter gegen die Übergriffe aggressiver Jungs in der Schule zur Wehr setzen musste, drängte sich mir immer stärker der Wunsch auf, fernöstliche Kampfkünste erlernen zu wollen. Da es damals aber noch keine Kampfkunstschulen wie heute gab und Kampfkunst-Stars wie Bruce Lee erst einige Jahre später bekannt wurden und fernöstliche Kampfkünste weltweit populär machen sollten, beschloss ich, mit Judo-Training anzufangen, da es in meiner Heimatstadt Worms bereits einen solchen Judo-Verein gab, bei dem ich mich problemlos anmelden konnte. Tatsächlich bewirkte bei mir das Training schon nach wenigen Wochen, dass mich von nun an keiner der Jungs in der Schule mehr belästigte, die mich zuvor fast tagtäglich attackiert hatten! Dies lag jedoch nicht daran, dass ich plötzlich in kürzester Zeit zu einem guten Kämpfer oder Meister des Judo herangewachsen wäre, sondern letztendlich einfach nur daran, dass mir das Training mehr Selbstbewusstsein schenkte, ich dabei lernte, mich fallen zu lassen, ohne mir weh zu tun, und danach jedes Mal wieder aufzustehen. Diese praktischen Fall-Übungen wirkten sich nachhaltig auch auf meine Grundhaltung und Umgehensweise mit sämtlichen Problemen des Lebens positiv aus.

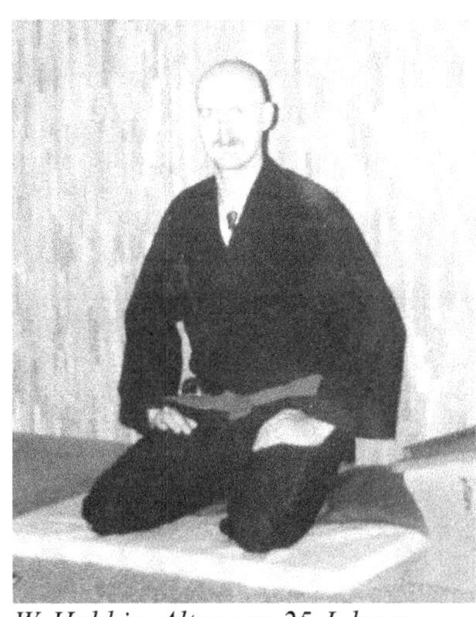

W. Hahl im Alter von 25 Jahren.

Dadurch bekam ich eine ganz andere Ausstrahlung, die mir auch half, von nun an entschlossener und selbstbewusster aufzutreten. Auf diese Weise erkannte ich schon frühzeitig, dass eines der Hauptgeschenke, die einem beim Praktizieren fernöstlicher Kampfkünste zuteil wird, das eigene Persönlichkeitswachstum ist.

Denn beim regelmäßigen Üben und Praktizieren dieser Künste reift man einfach als Person immer mehr zu einem selbstbewussten, gelassenen und willensstarken Charakter heran, der aber nicht mehr wie andere Gleichaltrige sich täglich beweisen und deshalb kämpfen müsste. Man lernt hingegen eher, sich seiner eigenen Qualitäten und Fähigkeiten bewusst zu werden und diese bei Bedarf entsprechend sinnvoll wie auch heilsam einzusetzen, während man ansonsten gelassen angesichts vielfältiger Herausforderungen bleibt.

Doch merkte ich bald, dass das Judo-Training für mich auf Dauer einfach zu einseitig war und es mir keinen Spaß mehr machte, immer nur zu üben, sein Gegenüber an seinem Judo-Kittel zu packen und den Gegner auf zig Varianten zu Boden zu werfen und dort festzuhalten. Ich suchte mehr! Nämlich die zunehmende Beherrschung und Heilung meines Körpers sowie darüber hinaus auch eine Möglichkeit, in künstlerischer Form mit den vielfältigen Techniken und Bewegungsmustern fernöstlicher Kampfkünste eine umfassendere körperliche Ausdrucksmöglichkeit zu erlangen, die mir erlauben würde, meinen Körper freier, geschmeidiger und beweglicher einsetzen zu können.

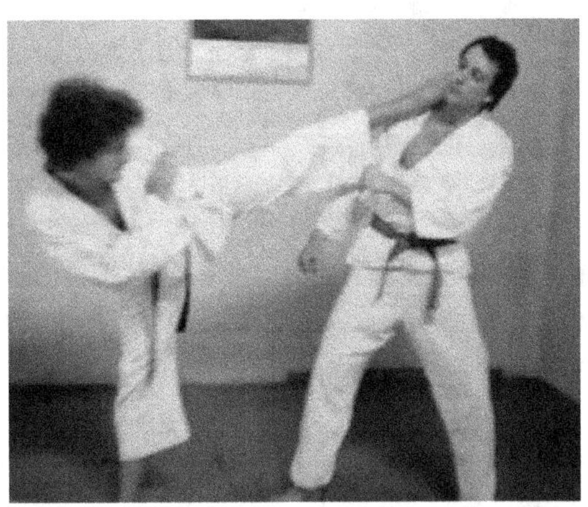

W. Hahl als Jugendlicher beim Karate-Training.

So war es ein großer Glücksfall, dass ich mit 15 Jahren in Mannheim den damals einzigen Karate-Verein fand, der darüber hinaus auch noch vom damaligen Karate-Bundestrainer trainiert wurde und wo ich von Anfang an als Jüngster beim Erwachsenentraining teilnehmen durfte. Doch auch das Karate-Training zeigte sich mir als noch zu begrenzt in seiner technischen Vielfalt und war darüber hinaus auch in seinen Bewegungen wie auch körperlichen Bean-spruchungen viel zu hart für mich, da ich damals mit 16 Jahren gerade ein einjähriges Praktikum in Landschafts- und Gartenbau absolvierte und nach 8 Stunden harter körperlicher Arbeit bereits schon sehr erschöpft war, wenn ich mich dann noch zum abendlichen Karatetraining aufmachte.

Als ich dann aber eines Tages in unserer Trainings-halle einer Gruppe zusah, die die aus Korea stammende Kampfkunst des Tae-Kwon-Do gerade trainierte und deren leichtfüßige, schwung-volle und virtuose Dreh-bewegungen und Kreistritte

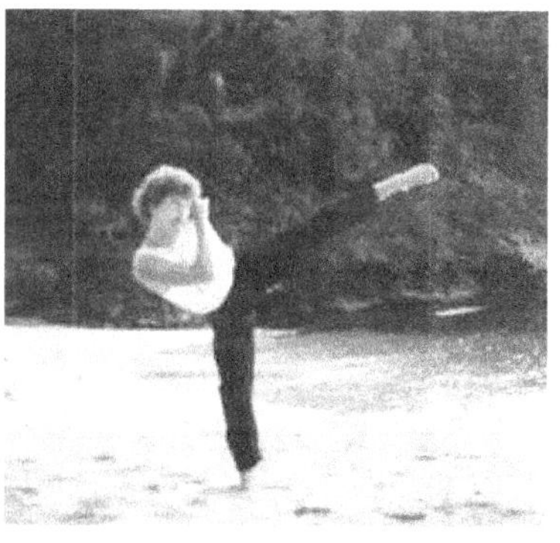

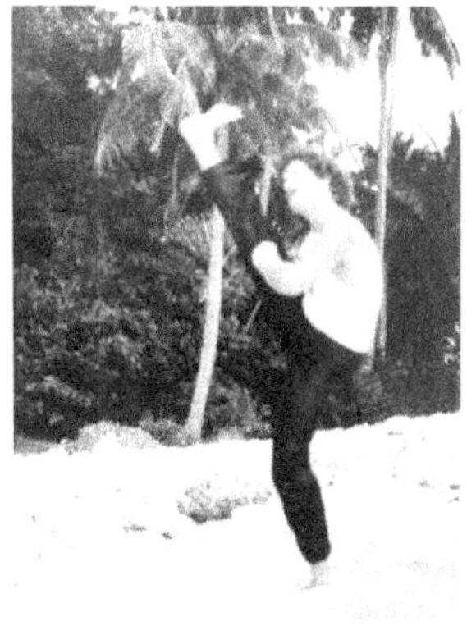

zum ersten Mal vor Augen geführt bekam, wusste ich, dass dies meine eigentliche Kampfkunst war, nach der ich mich gesehnt hatte und die mir die körperliche Flexibilität bringen würde, die ich mir schon so lange wünschte! Bereits ein Jahr darauf fand ich dann tatsächlich auch in Bad Kreuznach einen geeigneten Tae-Kwon-Do-Verein, als ich dort ins Internat ging, um die Fachhochschulreife in Landschafts- und Gartenbau zu erlangen.

3. Die Suche nach der Essenz von Heilung – Ein umfassendes Studium alternativer Heilweisen

Neben dem Tae-Kwon-Do-Training befasste ich mich darüber hinaus auch intensiv mit allen möglichen alternativen Richtungen geistiger wie energetischer Heilmethoden, verschiedensten Meditationsformen, asiatischen Selbstheilungsübungen, praktizierte intensiv Yoga, das ich mir selbst aus Büchern beibrachte, und verschlang förmlich alles, was mir diesbezüglich an Literatur und Übungspraktiken in die Finger kam.

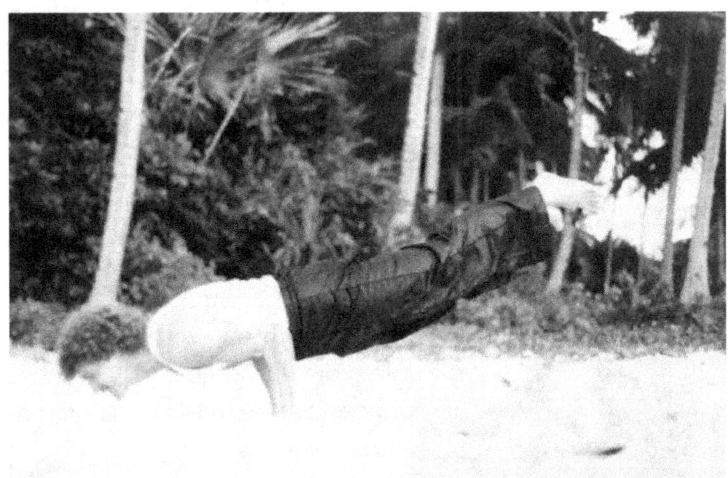

Wolfgang bei der schwierigen Yoga-Asana "Die Heuschrecke", die durch das Üben im weichen Sand noch zusätzlich erschwert wurde.

Ich erlaubte mir dabei nicht, allzu wählerisch zu sein, wie es die meisten Menschen heutzutage sind, die erst einmal lange überlegen, ob eine bestimmte Praxis oder Heilverfahren mit ihrer Religion, ihrer Weltanschauung oder ihrem beruflichen Alltag in Einklang steht, sondern war ein regelrechter „Allesfresser". Denn ich konnte es mir nicht leisten, herumzuspielen und zu experimentieren, weil mir meine asthmatische Erkrankung immer noch bedrohlich und erdrückend im Nacken saß!

So probierte ich einfach alles aus, was sich mir an alternativen Therapiemethoden, Meditationsformen und Selbstheilungs-Techniken anbot oder mir begegnete, ganz nach dem Motto: „Was mir hilft, ist gut und werde ich weiter betreiben! Was mir nicht hilft, ist eben nicht meine Übung oder mein Weg und muss ich nicht weiter vertiefen."
Auf diese Weise lernte ich viele Methoden kennen, die den meisten Menschen heute gänzlich unbekannt sind, wie zum Beispiel das japanische „Do-In", eine Art Kombination von Yogaübungen und Selbstmassage, oder „Polarity", eine interessante Form des Handauflegens und Energie-übertragung, die heute ebenfalls mehr oder weniger in Vergessenheit geraten ist.

Zu Beginn meiner 20er Jahre bekam ich darüber hinaus auch noch die Chance, von einem der größten damals lebenden indianischen Schamanen zu lernen, nämlich Don Eduardo Calderon Palomino, bei dem es sich um einen der letzten lebenden Inka-Schamanen aus Peru handelte.
Zur selben Zeit fand ich auch noch ausgerechnet in meiner Heimatstadt Worms einen koreanischen Großmeister des Tae-Kwon-Do und Hap-Ki-Do, bei dem ich nicht nur mein Tae-Kwon-Do-Studium weiter führen und vertiefen konnte,

sondern der auch ein enger Freund von mir wurde und mit dem ich mich sogar gelegentlich privat zu gemeinsamen Unternehmungen traf.

Durch ihn erlebte ich schon früh ganz praktische Demonstrationen der asiatischen Philosophie und bekam bei seinen Vorführungen vor einem größeren Publikum, die er regelmäßig abhielt, spektakuläre Dinge zu sehen, die man aus wissenschaftlicher Sicht oder mit dem Verstand gar nicht erklären konnte.

So vermochte er es z.B. nicht nur, wie eine Katze gleich mehrere Meter eine Wand hoch zu laufen, bevor er absprang und sich abrollte, sondern sich auch einen großen dicken Nagel durch den Arm zu bohren, ohne dass er sich dabei verletzte oder blutete. Nur um danach an dem herausstehenden Ende des Nagels ein Seil zu befestigen, an das er eine große Mercedes-Limousine hängte, die er dann rückwärts gehend zum Erstaunen des Publikums durch die ganze Halle zog, während das Seilende lediglich an dem Ende des Nagels hing, das aus seinem Arm herausstand!

Auch ein weiterer, mit ihm befreundeter koreanischer Großmeister, der in Worms wohnte und einen eigenen Familienstil des Kung-Fu betrieb, vollführte mit ihm gemeinsam immer wieder die unglaublichsten Darbietungen, in denen sie zeigten, was alles mit geistiger Willenskraft kombiniert mit feinstofflicher Lebensenergie (Chi) möglich ist, und stellten damit das gängige wissenschaftliche Weltbild jedes Mal auf den Kopf und bewiesen, dass letztendlich vieles möglich ist, was unser Verstand gar nicht zu begreifen vermag.

Genauso erging es mir mit Don Eduardo, dem peruanischen Inka-Schamanen, von dem ich meine ersten Kristalltechniken erlernen durfte. Er führte mir nicht nur eindrücklich vor, wie

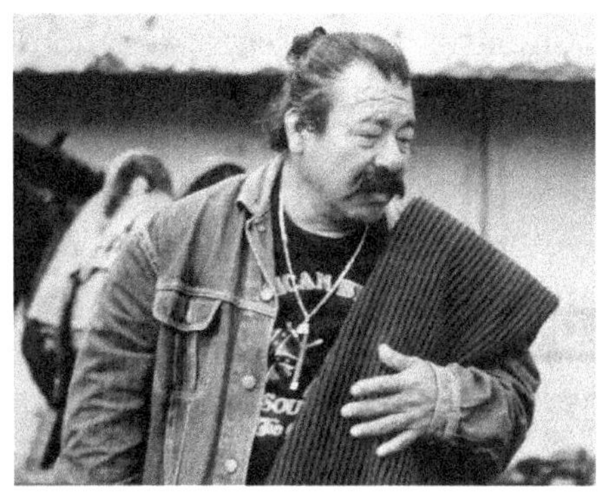

er mir mittels eines langen Bergkristalls, den er wie einen „Zauberstab" hielt, augenblicklich und deutlich spürbar Lebensenergie und Kraft zuführen konnte, sondern brachte sogar in groß angelegten Ritualen mit Hunderten von Leuten bei strömendem Regen innerhalb kürzester Zeit die Sonne zum Scheinen und führte damit ganz praktisch vor, wie er in der Lage war, fast mühelos und spielerisch schönes Wetter zu machen.

Dieses modifizierte Sonnenritual der Inka, das ich später von ihm erlernen durfte, versetzte sogar dort gleichzeitig anwesende nordamerikanische Medizinmänner in Erstaunen. Denn sie waren allesamt ebenfalls bei einem großen Treffen in Süddeutschland zugegen, wo sie mit hunderten Jugendlichen Schwitzhütten-Zeremonien und Visionssuchen durchführten, was damals in Deutschland noch völlig unbekannt war und sich erst in den folgenden Jahrzehnten in spirituellen wie schamanischen Kreisen verbreitete und bekannt wurde.

Bei diesem Treffen von nord- und südamerikanischen Medizinmännern lernte ich wiederum eine Re-Inkarnations-(Rückführungs-)Therapeutin kennen, von der ich in den folgenden Jahren nicht nur lernte, selbst Rückführungs-sitzungen zu geben und abzuhalten, sondern mit Hilfe solcher Sitzungen auch bei mir persönlich die Ursachen meiner asthmatischen Erkrankung herausfinden konnte und damit letztendlich den Grundstein dafür legte, diese in den kommenden Jahren vollständig heilen zu können. Doch sollte man nicht erwarten, dass auf dem spirituellen Weg immer alles einfach und gleichförmig verläuft, sondern kann man gewiss sein, dass das Leben auch immer wieder Prüfungen dazwischen schiebt, die einen regelrecht abklopfen und auf heftigste Art prüfen, inwieweit man das Gelernte wirklich verinnerlicht hat und umzusetzen fähig ist.

4. Eine kosmische Prüfung – Am Scheideweg zwischen klassischer Medizin und alternativen Heilmethoden

Eine solche Prüfung bahnte sich bei mir bereits an, als mir eines Tages während einer Ungarn-Reise aus heiterem Himmel einer meiner beiden Lungenflügel kollabierte und in sich zusammenfiel, sodass es mir sehr schwer fiel zu atmen und nur noch mit einem Lungenflügel gelang. Deshalb musste ich mich unmittelbar nach meiner Rückkehr nach Deutschland in die Thorax-Klinik in Heidelberg begeben, um mich dort einer Operation zu unterziehen, die bewirkte, dass mein zusammengefallener Lungenflügel sich wieder zu seinem ursprünglichen Volumen ausdehnte und verheilte. Doch war dieses Erlebnis dermaßen grauenvoll für mich, dass ich damals beschloss, in Zukunft nie mehr in ein Krankenhaus zu gehen.

Denn sämtliche Männer in meinem Krankenzimmer wurden während meines Aufenthalts dort operiert und kamen oftmals gar nicht mehr in das Zimmer zurück, weil sie dabei verstarben.

Durch diesen Schock wurde ich allerdings noch mehr dazu

angespornt, nun mit aller Kraft und Intensität meine Selbstheilung voranzutreiben, das Erlernte zu vertiefen und regelmäßig zu praktizieren. Als mein Freund und koreanischer Tae-Kwon-Do-Meister von meinem gerade hinter mir liegenden Lungenriss und Klinikaufenthalt erfuhr, verbot er mir fortan das doch recht harte, anstrengende und manchmal fast militante Training des Tae-Kwon-Do und verordnet mir stattdessen, dass ich zukünftig nur noch Qi-Gong-Übungen (Gesundheitsübungen aus der traditionellen chinesischen Medizin und Kampfkunst) machen sollte.

Ich war zunächst unzufrieden mit dieser Entscheidung und es fiel mir schwer, mein geliebtes Tae-Kwon-Do-Training aufzugeben. Da ich aber bereits etliche Qi-Gong-Formen und -Übungen gelernt hatte und begeistert feststellen konnte, wie diese tatsächlich den inneren Energiefluss und die Widerstandskräfte in meinem Körper anregten und stärkten, nahm ich natürlich seinen Vorschlag ernst, während ich mich zeitgleich nun auch in die unterschiedlichsten Qi-Gong- und Selbstheilungssysteme noch mehr vertiefte und den Schwerpunkt auf das Praktizieren von Selbstheilungs-meditationen aus unterschiedlichsten spirituellen Richtungen verlagerte.

Doch bereits ein Jahr darauf kam die Prüfung des „kosmischen Lehrmeisters", indem mir nämlich aus heiterem Himmel ein weiteres Mal derselbe Lungenflügel kollabierte! Und zwar ausgerechnet zu dem Zeitpunkt, als ich im Begriff war, mit 23 Jahren einen eigenen Verein zu gründen. Denn ich hatte eigene Übungsräume gefunden, in denen ich von nun an 6 Stunden täglich Yoga, Qi Gong und Meditation unterrichten wollte, und war gerade dabei, diese mit Freunden zu renovieren. Wie ich nun leichtfertig von einem Baugerüst sprang, das wir zum Anstreichen der Wände aufgestellt hatten, spürte ich, wie mir die Lunge wieder kollabierte und in sich zusammenfiel.

„Oh nein", dachte ich, „nicht schon wieder!" Doch als ich zu meinem Lungenfacharzt ging, um mich untersuchen zu lassen, stellte dieser nur bedauernd fest, dass ich tatsächlich innerhalb eines Jahres zum zweiten Mal einen so genannten „Spontan-Pneumothorax" erlitten hatte und als Resultat nicht nur der rechte Lungenflügel kollabiert war, sondern darüber hinaus auch noch am unteren Ende im Begriff war, ein immer größer werdendes Ventil zu bilden, das diesen Bereich krankhaft aufblähte. Als er mich deshalb daraufhin wieder in die Heidelberger Thorax-Klinik einweisen wollten, stand ich massiv im Zwiespalt mit meinem ehemaligen Beschluss, nie mehr in ein Krankenhaus gehen zu wollen, und spürte, dass an diesem Punkt in meinem Leben eine große Entscheidung fällig wurde: Nämlich ob ich wie die meisten Menschen all die erlernten Dinge weiterhin als Hobby betreiben wollte oder ob ich nun wirklich ernst machen würde, all das Erlernte konkret in der Praxis für mich umzusetzen.

So beschloss ich, lieber sterben zu wollen, als mich noch einmal ins Krankenhaus zu begeben. Doch war mir klar, dass ich mir nicht erlauben durfte, nur halbherzig vorzugehen, sondern dass ich im Gegenteil nun alle Register ziehen musste, wenn ich alleine durch energetische feinstoffliche Praktiken diesen konkret physisch vorliegenden Lungen-schaden beheben wollte!
Deshalb ging ich heim, legte mich 5 Tage lang ins Bett und praktizierte unablässig alle meine bisher erlernten Methoden und Techniken von Selbstheilung, Energieübungen, Atem-übungen, Handauflegen, Geistigem Heilen, Selbstheilungs-meditationen usw. Tatsächlich gelang es mir am 5. Tag dieser intensiven und täglich 12 Stunden lang dauernden

Bemühungen, meine Lunge entgegen der medizinischen und wissenschaftlichen Sichtweise und zur Verblüffung meines Facharztes vollständig auszuheilen und wieder in ihren ursprünglichen Zustand zurückzuversetzen!

Dies war ein Schlüsselmoment in meinem Leben, mit dem ich mir selbst bewies, dass all die erlernten spirituellen wie energetischen Gesetzmäßigkeiten und Techniken nicht nur funktionierten, unser Geist über der Materie steht und letztendlich zu allem fähig ist! Sondern dass mir darüber hinaus bereits in jungen Jahren ein meisterlicher Umgang mit der feinstofflichen Lebensenergie möglich war, wie ich es zuvor nur von alten Großmeistern der Kampfkünste oder berühmten Geistheilern gelesen oder gehört hatte.

5. Auf dem Weg zur inneren Meisterschaft

Nachdem ich daraufhin regelrecht euphorisch und voller Enthusiasmus einige Monate lang meinen frisch gegründeten Verein, die „Chi-Gruppe Worms", geleitet und fast täglich sechs Stunden unterrichtet hatte, wurde es Zeit, dass mir das Leben den „letzten Schliff" zu all diesen Themen verpassen würde. Dies geschah in den folgenden drei Jahren von 1984-1987, in denen ich auf eine Einladung hin am Aufbau eines buddhistischen Meditations-Seminarhauses oberhalb des Ortes Bad Ems mitwirkte und mitarbeitete.

So lernte ich in dieser spirituell intensiven Zeit nicht nur die unterschiedlichsten Meditationslehrer, Zen-Meister, berühmte Yogis, buddhistische Nonnen, Reiki-Meister und Therapeuten aus der ganzen Welt kennen, die in unser Zentrum kamen, um dort Seminare abzuhalten, sondern kam auch mit den unterschiedlichsten Meditationsformen und Übungen aus allen möglichen spirituellen Richtungen in Kontakt und konnte noch viele weitere Übungswege und Methoden kennen lernen, um sie mit dem, was ich bisher gelernt hatte, zu vergleichen.

In dieser Zeit erlangte ich nicht nur ein umfassendes und vielseitiges Wissen des ursprünglichen Buddhismus (Theravada-Buddhismus) und dessen Lehre, da ich viele verschiedene europäische und asiatische Lehrer aus unterschiedlichsten buddhistischen Schulen aus nächster Nähe erleben und mit ihnen praktizieren durfte. Darüber hinaus entwickelte ich gleichzeitig für mich auch ein tieferes Verständnis für die inneren energetischen Zusammenhänge des Lebens, unserer Lebensenergie und dafür, worauf es bei all den Übungen im Wesentlichen ankommt.

Dies führte schließlich dazu, dass ich im Laufe der Zeit nicht nur das wahre Chi (die feinstofflichen Energien des Menschen und des Universums) entdeckte, das die alten chinesischen Taoisten immer wieder als essentielles Element hervorhoben. Dieses Chi (auch „Qi" geschrieben), das in den alten Tai-Chi- Schriften mystifiziert und in seiner Effektivität als über allen anderen Kampfkünsten stehend gelobt wurde, wird aber in der heutigen wissenschaftsorientierten Zeit zunehmend in Frage gestellt und allgemein als überholter Aberglaube abgetan! Doch meine Erfahrungen damit waren zu deutlich, überprüfbar und konnten schon damals wiederholt und demonstriert werden.

In Kombination mit den täglich von mir praktizierten buddhistischen Meditationsübungen sowie taoistischen und hinduistischen Energiepraktiken, die letztendlich darauf abzielen, höchste Gottesverwirklichung zu erreichen, gelang es mir bereits nach eineinhalb Jahren ständigen Übens, dass ich über Monate hinweg keinen Schlaf mehr benötigte und mich trotzdem vollkommen erfrischt, klar und vollkommen wach und präsent fühlte. Zu jener Zeit widerfuhren mir unglaubliche mystische Erlebnisse und Gotteserscheinungen, die so intensiv und intim waren, dass ich an dieser Stelle nicht weiter darauf eingehen oder diese ausführen möchte, sondern sie eines Tages in anderen Büchern von mir thematisieren werde. Wissenschaftlich und pragmatisch gesehen bewirkte mein jahrelanges intensives Üben und Praktizieren letztendlich, dass die beim normalen Menschen zu 80% brachliegenden und inaktiven Gehirnbereiche bei mir aktiviert und regelrecht „unter Strom gesetzt" wurden und dadurch unterschiedlichste energetische wie geistige Fähigkeiten geweckt wurden, die normalerweise als übersinnlich bezeichnet werden.

6. Die frühe Berufung zum
spirituellen Lehrer und geistigem Heiler

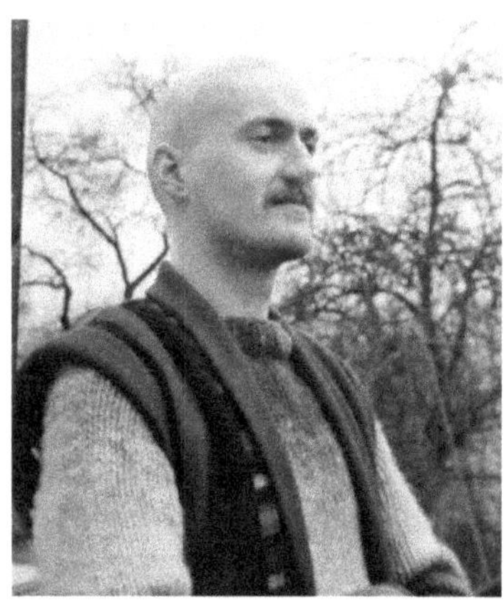

Nach dreieinhalb Jahren ständigen Dienens als Gärtner und Koch für die dauernd in unserem Seminarhaus stattfindenden Meditationsgruppen sowie meiner intensiven spirituellen Bemühungen erhielt ich dort während einer Meditation aus der höchsten göttlichen Ebene direkt und unmittelbar den geistigen Auftrag, von nun an als spiritueller Lehrer zu wirken, um geistig-energetische

Heilmethoden und Energietechniken zu lehren, die in dieser Form und Kombination bis dahin noch fast vollkommen unbekannt waren und so nirgendwo erlernt werden konnten.

Dass diese Botschaft aus der Geistigen Welt keine Einbildung oder Fantasiegebilde meines Egos war, sondern tatsächlich aus der höchsten Lichtebene kam, bewies schon die Tatsache, dass ich binnen kürzester Zeit tatsächlich in unterschiedlichste damals existierende Seminarhäuser als Seminarleiter und Lehrer eingeladen wurde und dort mit sehr viel Erfolg und begeisterter Resonanz über mehrere Jahre hinweg meine Ausbildungsseminare abhalten konnte. Innerhalb weniger Monate unterrichtete ich bereits nicht nur in christlichen, buddhistischen und hinduistisch ausgerichteten Seminarhäusern, sondern außerdem sogar in einem Seminarhaus der Anhänger des damals berühmten indischen Gurus Bhagwan Shree Rajneesh, der später auch „Osho" genannt wurde und weltweit Millionen von Anhängern hatte. Wenn es mir meine Zeit zwischendurch erlaubte, betätigte ich mich darüber hinaus auch noch als Geistheiler für alle Schwerkranken und medizinisch austherapierten Menschen, die sich ständig Hilfe suchend an mich wendeten.

Auf diese Weise hatte ich ständig alle Hände voll zu tun und wurde in kürzester Zeit sogar so bekannt, dass mich Ärzte der staatlichen Frankfurter Aids-Hilfe einluden, mit ihnen gemeinsam an einem alternativen Projekt für HIV-positive Patienten mitzuarbeiten und dort meine Energiearbeit als ergänzendes Angebot zu ihrer Tätigkeit mit einzubringen. Gerne nahm ich diese herausfordernde Einladung an und konnte dort ganz praktisch erleben, wie von der Aids-Krankheit bereits gezeichnete Menschen alleine durch das regelmäßige Üben von Qi Gong in kürzester Zeit wieder körperlich aufbauten, zu Kräften kamen, wieder Appetit entwickelten und es ihnen nach ihren eigenen Aussagen von Tag zu Tag deutlich und merklich besser ging!

Einige wenige von ihnen, die darüber hinaus auch noch mein Angebot des Geistigen Heilens bzw. Handauflegens annahmen, konnten sich damit sogar auf Dauer vollkommen von ihren Beschwerden heilen und vollständig gesund werden! Diese Erlebnisse zeigten mir, dass im Leben letztendlich alles möglich ist und es so etwas wie unheilbare Krankheiten gar nicht gibt, sondern dass potenziell jede Krankheit, die existiert, auch heilbar ist. Dass dies aber in den meisten Fällen nicht geschieht, liegt daran, dass dem erkrankten Menschen zu wenig an Lebensenergie, also feinstofflichem „Chi", zur Verfügung steht und damit seine eigenen Selbstheilungskräfte nicht die Regenerations- und Heilungsarbeit vollbringen und leisten können, zu denen sie eigentlich fähig wären.

Durch all diese Erfahrungen wurde mir schon damals zunehmend bewusst und klar, dass all die unterschiedlichen Bereiche von Selbstheilungsmeditationen, Qi Gong und Energieübungen, Handauflegen, Geistheilung, genauso wie spirituelle und energetische Therapieformen eigentlich aufs Engste verbunden sind, einander ergänzen und letztendlich zusammen gehören. Doch erlebte ich stattdessen immer wieder das genaue Gegenteil, nämlich dass fast sämtliche damaligen Lehrer oder Heiler sich nur auf ein einziges Medium, eine Technik, eine Form, eine Anwendungs-möglichkeit oder Tradition beschränkten und ihnen dadurch nicht die Erfolge möglich waren, wie ich sie an mir oder im Laufe vieler Jahre bei Schwerkranken erleben durfte.

Dabei erkannte ich, dass all diese Menschen die Techniken, die eigentlich letztendlich nur unterschiedliche Werkzeuge darstellten, fälschlicherweise als unterschiedliche spirituelle

Wege begriffen und dabei die Technik mit der spirituellen Ausrichtung verwechselten. Diese traditionelle Sichtweise ist nämlich meines Erachtens absolut überholt und beschränkt den Ausführenden auf eine einzige Form, Technik oder Methode, die ihn manchmal erfolgreich sein lässt, oftmals aber auch nicht und in seinem Handlungsspielraum sogar massiv einschränkt.

Daher war es mir seit damals schon immer ein Anliegen, all diese Methoden und Techniken aus einer höheren spirituellen Warte und Dimension zu verbinden. Dass man nämlich mit der eigenen Lebensenergie wie auch mit der im Universum existierenden freien Energie übergreifend und universell arbeitet und dabei die verschiedenen Methoden und Praktiken einfach als Werkzeuge vielseitig einzusetzen lernt. Sei es zur Selbstheilung, Heilung anderer Menschen oder Tiere bis hin zur Erdheilung ganzer Landschaften und Gegenden. Darüber hinaus auch zur Förderung der eigenen spirituellen Entwicklung, die als letztes Ziel das Erreichen vollkommener Gottesverwirklichung hat, wie sie in allen Religionen von einzelnen Fällen beschrieben wird, aber nie systematisch untersucht, gelehrt oder praktiziert wurde.

So unterrichtete ich in den darauf folgenden 30 Jahren, zwischen meinem 27. und 57. Lebensjahr (von 1987 bis 2017), mit viel Erfolg in den meist mehrtägigen Ausbildungsblöcken meine Methoden und überließ es den einzelnen Teilnehmern zu entscheiden, für welche Bereiche sie sich mehr interessierten, welche sie vertiefen und weiter führen bzw. mit welchen Techniken und Methoden sie das Erlernte kombinieren wollten. Doch stellte sich bereits vor etwa 20 Jahren bei mir die Erkenntnis ein, dass es sinnvoller wäre, mein umfangreiches Wissen und Erfahrungen sowie auch all die unterschiedlichen Techniken und Behandlungsmethoden stufenweise von Anfang an aufbauend zu lehren, sodass interessierte Menschen wirklich in den vollen Genuss all dieser Methoden kämen und das Potenzial, das damit verbunden ist, auch tatsächlich ausgeschöpft und auf vielfältigste Weise in ihrem privaten Leben wie auch beruflich erfolgreich angewendet werden kann.

7. Die Erschaffung des Systems des KRISTALL-KI-DO®

Aus diesem Grund beschloss ich, eines Tages alle meine erlernten und praktizierten Methoden, die ich z. T. bereits in einzelnen Seminaren unterrichtete, als ein in sich geschlossenes und sich ergänzendes System zusammen zu fassen, mit weiteren wichtigen Energietechniken und bisher geheim gehaltenen Meditationsformen sowie energetischen spirituellen Therapieformen zu ergänzen und so aufeinander abzustimmen, dass sie sich gegenseitig verstärken und wirksamer machen. Meine Vision war es, damit eine neue Energiekunst zu erschaffen, wie sie bisher weltweit unbekannt ist und nirgends gelehrt wird.

Es brauchte aber für mich auch die darauf folgenden 20 Jahre an Erfahrung mit tausenden Menschen in hunderten mehrtägiger Seminare, um mir vollkommen klar darüber zu werden, in welcher Form ich eine solche Kunst aufbauen und unterrichten sollte, damit der Einzelne einen möglichst intensiven und positiven Effekt und Resultat für sich daraus gewinnen könnte, und welche Methoden und Techniken gut zueinander passen, miteinander harmonieren und aufeinander aufbauen könnten.

Im Jahr 2017 war es dann endlich so weit und wie ein leeres Gefäß, in das ständig Wasser hineintropft, war mein geistiges

Gefäß in dieser Hinsicht nun randvoll bis zum Überlaufen und quoll es regelrecht aus mir hervor und wusste ich nun, wie und in welcher Form mein gesamtes Wissen und Erfahrungen am sinnvollsten und praktikabelsten als Gussform in ein Gesamtsystem zu gießen sei, um damit als neue Energiekunst des 3. Jahrtausends der gesamten Menschheit am effektivsten zu dienen.

Das Ergebnis ist die von mir entwickelte umfangreiche und ganzheitliche Energie- und Heilkunst des KRISTALL-KI-DO® (übersetzt so viel wie „Der Weg der Kristall- und Lebensenergie"), wie ich sie in diesem vorliegenden Buch zum ersten Mal umreiße und darlege. Sie wurde von mir in 10 Ausbildungsabschnitte und Grade gegliedert, die ich ähnlich wie fernöstliche Kampfkünste jeweils mit ihren Gürtelprüfungen aufgeteilt und mit den jeweiligen zugeordneten farbigen Schärpen/ Gürteln versehen habe, die bei erfolgreich abgeschlossener „Gürtelprüfung" zu den einzelnen Graden verliehen werden. Dies soll sicher stellen, dass die erlernten Techniken auch wirklich geübt und praktiziert werden, sodass die jeweiligen Energieeffekte beim Lernenden auch tatsächlich entstehen und deutlich wahrgenommen werden können.
Denn nur so entwickeln sich das innere Chi, spirituelle Heilkräfte wie auch geistige Fähigkeiten bei den Lernenden gleichermaßen, was sich dann auch als befriedigender und erfüllender erweist, als wenn man einzelne heraus gegriffene Techniken erlernt und diese nicht weiter vertieft werden. Auf diese Weise wird jedem, der diese Energiekunst erlernt und übt, die konkrete Möglichkeit eröffnet, damit Schritt für Schritt seine vollkommene spirituelle Meisterschaft und Selbstverwirklichung in seinem eigenen stimmigen Tempo herbeizuführen.

So wünsche ich dir, liebe/r Leser/in, viel Freude, aber auch Neugier und inneres Gespanntsein bei der folgenden Lektüre zu einer absolut neuartigen und einzigartigen Energiekunst, die nicht nur das Beste und Stärkste aus Dutzenden unterschiedlichster Energieübungen und Systeme, Therapieformen und Meditationspraktiken, Geistheilungsrichtungen und spiritueller wie energetischer Heilmethoden in sich vereint, sondern die darüber hinaus außerdem mit bisher vollkommen unbekannten Einsatzmöglichkeiten von seltensten natürlichen Kristallen, Mineralien und Heilsteinen arbeitet, die man in der Ausbildung kennen lernen wird. Wie diese dann als zusätzliche Verstärker, Energiebeschleuniger und Transformationshelfer bei den vermittelten Techniken jeweils konkret und einfach eingesetzt werden können, stellt weltweit ein absolutes Novum dar!

Diese von mir in jahrzehntelanger Arbeit entwickelten Methoden unterstützen nicht nur alle Bereiche von Selbstheilung und sämtlichen Heilungsformen für andere Wesen bis hin zur Erdheilung, sondern wirken sich enorm positiv auf alle wichtigen Bereiche unseres Lebens und unseres gesamten Seins aus.

Dadurch bieten sie die Möglichkeit, bis zu dem allerletzten Punkt unserer menschlichen spirituellen Entwicklung vorzudringen, der mit Worten nicht mehr beschrieben oder benannt werden kann und in mystische Tiefen führt, von denen seit jeher Erleuchtete, Verwirklichte und Heilige auf der ganzen Welt immer nur in Andeutungen berichten konnten. Trotzdem erlernt man mit diesem ganzheitlichen Konzept, fest mit den Füßen auf dem Boden und geerdet zu bleiben und voll im Leben zu stehen und gerade dadurch auch in der physischen Welt seine Vorhaben erfolgreich umzusetzen und zu verwirklichen.

II. Einführung

1. Die Namensfindung des KRISTALL-KI-DO®

Den Namen für meine neu geschaffene Energiekunst KRISTALL-KI-DO® habe ich ganz bewusst in Anlehnung an einige klassische fernöstliche Kampfkünste gewählt, wie z. B. Ai-Ki-Do oder Tae-Kwon-Do. So heißt Tae-Kwon-Do übersetzt etwa so viel wie „der Hand-Fuß-Weg". In diesem Fall bedeutet KRISTALL-KI-DO® der Weg der feinstofflichen Lebensenergie, die in China „Qi" (gesprochen: „Chi") und in Japan „Ki" genannt wird, in Kombination mit den zusätzlichen Lichtenergien von Kristallen, Heilsteinen und Edelsteinen.

Dieser Name, den ich markenrechtlich für mein System habe schützen lassen, soll unmittelbar die beiden Schwerpunkte dieser Kunst veranschaulichen: Nämlich die Kombination der Arbeit mit unserer feinstofflichen Lebensenergie, die hauptsächlich als elektromagnetische Ströme im Körper oder beim Handauflegen wahrgenommen wird, zusammen mit der Lichtenergie der Kristalle, die durch das Aussenden von Photonen (winzige Lichtpartikel) unterschiedlichste positive Wirkungen auf sämtliche Ebenen unseres Körpers, unserer Lebensenergie sowie unseres Bewusstseins hervorrufen können. In unendlich vielen Kombinationsmöglichkeiten mit den in der Ausbildung erlernten Energie-Techniken und -Methoden bietet das Gesamtsystem des KRISTALL-KI-DO® einen konkret praktizierbaren und äußerst kraftvollen spirituellen Weg, auf den sich das Wort „Do" (übersetzt „Weg") bezieht.

2. Die feinstofflichen und energetischen Gesetzmäßigkeiten von Qi Gong im System des KRISTALL-KI-DO®

Nach neuesten wissenschaftlichen Erkenntnissen geschieht der Informationsfluss innerhalb unserer Körpersysteme nicht nur auf der Ebene der Nerven und des Rückenmarks durch feinste elektromagnetische Impulse, sondern vor allem noch viel stärker durch Lichtimpulse (Bio-Photonen), die blitzschnell jedes Organ und sogar jede Zelle erreichen können, wie es in langjähriger Forschungsarbeit der deutsche Physik-Professor Fritz-Albert Popp nachweisen konnte.

Denn auf jede Form von Photonenenergie können bestimmte Bewusstseinsinhalte und geistige Mental-Energien sozusagen gekoppelt bzw. „aufmoduliert" werden, sodass sie gleichzeitig Informationsträger sind, die eine entsprechend tiefe Wirkung entfalten können, wenn sie z.B. von Heilsteinen und Kristallen ausgehen, die in das Energiefeld des Menschen (z.B. durch zielgerichtetes Auflegen) eingebracht werden.

Jedes Mal wenn Menschen z.B. bei Qi-Gong-Übungen, beim Handauflegen, bei energetischen Therapieformen oder Übungen zur Erweckung feinstofflicher Lebensenergien in irgendeiner Form Energie wahrnehmen, setzt diese sich fast immer aus einerseits elektromagnetischen Strömen zusammen, die meistens als feines Kribbeln, Wärme oder Ströme bzw. Schauer über oder in der Haut wahrgenommen werden, sowie aus Bewusstseinsenergien, welche als blitzartige innere Erkenntnisse oder Eingebungen erfolgen, da sie mit Lichtgeschwindigkeit als Photonenenergie übertragen bzw. im Menschen selbst geweckt wurden.

Man könnte auch sagen, dass es sich einmal um das „Erd-

Chi" handelt und im anderen Fall um das „Himmels-Chi". Denn aus der Erde nehmen wir Menschen meist elektromagnetische Energien über die Füße auf, die uns Vitalität, Bewegungsdrang, Spaß am Körper und körperlichen Tätigkeiten bescheren, während wir über das Scheitel-Chakra des Kopfes Lichtenergien aus dem Kosmos empfangen, die mit bestimmten Geistes- und Bewusstseinsinhalten oftmals verknüpft sind, was wir meistens als geistige Inspiration und innere Eingebung wahrnehmen können, die der Volksmund stimmigerweise deshalb auch als „Lichtblicke" oder „Geistesblitze" bezeichnet.

Doch ist den meisten Menschen nicht bewusst, dass diese Energien überhaupt existieren, und vor allem auch nicht, dass man sich bewusst dafür öffnen und diese beiden Arten von „Chi" ganz gezielt verstärken und lenken kann, sodass man sie im Laufe der Jahre bei entsprechender Übung sogar beherrschen und einsetzen lernt. Dadurch wird es einem möglich, Dinge zu vollbringen, die von durchschnittlichen Menschen allgemein als Wunder bezeichnet werden, weil sie sich diese Phänomene nicht erklären können und noch nie etwas darüber gehört oder gelernt haben, während man selbst dies als immer selbstverständlicher und natürlicher empfindet.

Wie ich bereits im Kapitel „Ursprung und Entstehung des KRISTALL-KI-DO®" erwähnte, gelang es mir im Laufe der Jahre, wieder das ursprüngliche Chi zu entdecken, von dem die alten Weisen und die Eremiten des Taoismus berichten, die zum Teil als Unsterbliche galten, weil sie mit Hilfe dieses Chi mehrere hundert Jahre alt wurden und für die Bevölkerung nicht zu fassen waren, da sie in deren Augen immer wieder wundersame Dinge vollbrachten und eine

Weisheit besaßen, die den normalen Menschen nicht zugänglich war. Diese Meisterung des Chi wurde vor allem von früheren Tai-Chi- und Qi-Gong-Meistern wunderbar demonstriert, die sich ihr Leben lang darin geübt hatten, diese Energie zu meistern und einerseits zu Zwecken der Selbstverteidigung in der Kampfkunst des Tai-Chi-Chuan sowie andererseits zur Förderung der Gesundheit in der Energiekunst des Qi Gong einzusetzen.

Bis vor kurzem gab es noch lebende Vertreter des Tai-Chi-Chuan, die weltweit berühmt und bekannt waren, wie z.B. Großmeister Zheng Manqing, der in Amerika lebte und bis ins hohe Alter unterrichtete. Von ihm wird berichtet, dass seine Schüler Steine auf ihn werfen konnten und diese einen halben Meter vor ihm wie an einer unsichtbaren Mauer abprallten. Offenbar hatte er durch seine lebenslangen Übungen ein so starkes „Chi-Feld" um seinen Körper herum aufbauen können, dass dieses elektromagnetische Feld förmlich wie ein Schutzpanzer wirkte. Mehrere seiner Schüler berichteten sogar, als sie eines Tages mit ihm in der Stadt unterwegs waren, sei ihm ein Auto beim Einparken zu nahe gekommen und hätte ihn eigentlich anschrammen und anfahren müssen, doch stattdessen habe es ein metallisches, hohles Geräusch gegeben, wie wenn ein Auto gegen einen Metallpfosten fährt, und das Auto hätte eine kleine Delle in seinem Kotflügel gehabt, obwohl es noch einen halben Meter von Meister Manqing entfernt war.

In vielen Kampfkunstfilmen und Kung-Fu-Szenen finden wir noch Darstellungen von Fähigkeiten, wie sie ursprünglich in der alten Zeit in China höchstwahrscheinlich bei vielen Meistern noch gang und gäbe waren, wie z.B. dass manche Kämpfer nicht nur meterhohe Sprünge machen konnten, sondern regelrecht auf der Luft laufen konnten, sich wie schwerelos auf Bäumen oder Bambuspflanzen bewegten, mühelos über den Kopf des Gegners springen konnten, gegen mehrere Gegner gleichzeitig kämpften, die keine Chance gegen sie hatten, usw. Das Tai-Chi-Chuan wurde ganz bewusst als sanfte Kampfkunst entwickelt und geübt, um im Kontrast zu den damals existierenden harten Kampfkünsten des Bushido eingesetzt werden zu können, ganz nach dem Motto: „Das Weiche besiegt das Harte, das Wasser sprengt den Felsen!"

Das Wissen um dieses Chi und wie man es aktiviert, ist aber leider im Laufe der letzten Jahrhunderte weltweit immer mehr verloren gegangen und wird in der heutigen Zeit vielerorts nur noch als mystischer Aberglaube angesehen und von den meisten Kampfkünstlern nur noch milde belächelt, da sie selbst nur noch Kampfsport mit reiner Körperkraft betreiben und meistens keinerlei Ahnung und Zugang zu diesen Dingen haben. Aber auch was heutzutage unter dem Begriff Tai-Chi-Chuan genauso wie Qi Gong unterrichtet wird, hat meiner Beobachtung nach leider nichts mehr damit zu tun, dass das innere Chi geübt und verstärkt wird, da die wesentlichen dazu nötigen Übungsprinzipien nicht bekannt und somit auch nicht geübt und gelehrt werden.

Dadurch sind die meisten dieser Übungen bestenfalls eine sanfte Bewegungskunst bzw. eine Art asiatischer Kranken-gymnastik, die lange nicht mehr die tiefe gesundheitliche Wirkung oder Entfaltung und Freisetzung des inneren Chi erzielen, die diese Übungen ursprünglich hervorriefen. Immer wieder konnte ich nicht nur deutsche, sondern auch chinesische Tai-Chi-Chuan- sowie Qi-Gong-Lehrer beobachten, denen ich auf viele Meter Entfernung sofort ansah, dass sie nicht über das innere Chi verfügten, das diese sanften fließenden Bewegungsübungen eigentlich zu

Kampfkunsttechniken transformieren lässt, was einen letztendlich sogar unbesiegbar gegenüber üblichen harten Kampfkunsttechniken macht.

Als ich das vor einigen Jahrzehnten manchen bekannten Tai-Chi-Lehrern in Deutschland frei heraus erklärte, hielten diese mich damals für größenwahnsinnig, verrückt oder unverfroren, bis ich ihnen anhand einiger Energietests die konkrete Auswirkung des Chi-Flusses demonstrierte. Spätestens dann staunten sie nicht schlecht, als sie erkennen mussten, dass sie im Ernstfall in einem Kampf keinerlei Chance gehabt hätten. Daraufhin beließ ich es mit solchen Energiedemonstrationen, da ich diese Lehrer nicht vor ihren Schülern blamieren wollte und eigentlich großen Respekt vor ihnen hatte, weil sie wenigstens dazu beitrugen, diese sanften Energiekünste in unserer Gesellschaft bekannt zu machen und zu verbreiten. Doch die wesentlichen Elemente, die einem starken und freien Chi-Fluss zugrunde liegen, fehlten bei ihnen allesamt!

Deshalb prophezeite ich schon vor 30 Jahren, dass eines Tages Qi Gong, die Kunst der Arbeit mit der Lebensenergie, noch viel bekannter und berühmter werden wird als Tai-Chi-Chuan, das seit Beginn der 1970er Jahre von tausenden alternativen Menschen, einer ganzen Hippie-Generation sowie anschließenden alternativen Bewegungen überall auf der Welt und auch in Deutschland praktiziert worden war. Heute ist es fast in der Versenkung verschwunden und der Grund liegt meines Erachtens vor allem darin, dass die meisten Lehrer es nicht verstanden, das Chi zum Fließen zu bringen, bei ihren Schülern zu wecken oder zu lehren, wie man es bündeln und effektiv auch zu Selbstverteidigungszwecken einsetzen kann.

Nachdem ich bereits in den 1980er Jahren als einer der ersten Lehrer überhaupt Qi Gong in Deutschland, der Schweiz und Österreich unterrichtete, kam dann auch tatsächlich vor etwa 10 Jahren Qi Gong in unseren Landen unverhofft zu Ehren und verbreitete sich überall so, wie ich es prophezeit hatte, und wird heutzutage an jeder Volkshochschule unterrichtet, sodass man selbst in kleinsten Städten bereits Qi-Gong-Schulen oder -Vereine vorfindet.

Doch leider musste ich auch in der Qi-Gong-Szene immer wieder dasselbe feststellen wie schon damals beim Tai-Chi-Chuan: Die meisten Menschen, die Qi-Gong unterrichten, praktizieren es erst wenige Jahre und noch nicht lange genug und haben daher kein tieferes Wissen und Verständnis um die Freisetzung des Chi, kennen dessen Prinzipien und Wirkungsweisen nicht und können es somit auch nicht vermitteln. Dadurch erhalten allerdings sämtliche Qi-Gong-Übungen nicht die intensive und tief greifende Wirkung, die sie normalerweise entfalten können und sollten. Denn wenn man die Übungen richtig ausführt, mit den stimmigen Techniken und Grundlagen von Bewegung, Atmung, geistiger Vorstellung usw., setzt man innerhalb kürzester Zeit so viel Lebensenergie in sich frei und aktiviert derart stark seine Selbstheilungskräfte, dass es einem möglich wird, sich von sogar schwersten Erkrankungen wieder zu erholen und zu regenerieren sowie chronische Leiden zu stoppen und langsam auch wieder rückgängig zu machen.

Die Selbstheilungen meiner Kniearthrose, meines Lungenrisses und einiger anderer massiver körperlicher Probleme in meinem Leben waren hierfür ja der beste Beweis gewesen! Auch deshalb ist es mir ein Anliegen, das wahre Wissen und Verständnis um dieses mystische Chi in eine moderne, vereinfachte Sprache zu bringen, abgeschminkt von jeglichem Mystizismus, und den Menschen zu vermitteln, wie jeder dies erlernen und für sich einsetzen kann, ohne deswegen gleich ein Taoist werden zu müssen, als Eremit in einer Höhle in den Bergen zu leben oder einer asiatischen Lebensweise folgen zu müssen. Ganz im Gegenteil habe ich in der Arbeit mit Kindern gelernt und begriffen, dass der Mensch am schnellsten lernt, wenn man ihm die Dinge mühelos und spielerisch vermittelt, sodass er viel Freude und Neugierde dabei empfindet. Denn auf diese Weise nimmt unser Verstand gleichzeitig mit unserem Körper am schnellsten Informationen auf und setzt diese zukünftig um.

Deshalb werden viele Teilnehmer dieser Ausbildung staunen, wie mühelos und leicht manches Mal der Zugang zum eigenen Chi sein kann und welche Kräfte in einem schlummern, die man vorher nicht für möglich gehalten hätte. Auch ist dies für mich überhaupt die Voraussetzung für die später zu erlernenden Formen des Handauflegens und geistiger Heilungsmethoden. Denn erst einmal muss der Mensch seine eigene Lebensenergie kraftvoll und intensiv frei fließend erfahren und spüren lernen, bevor er überhaupt fähig wird, Lebensenergie auf andere zu übertragen, was eine Vorstufe geistigen Heilens ist und in Kombination mit geistigen Heilmethoden eine unglaubliche Wirkkraft in sich birgt, die man nur als durchschlagend bezeichnen kann.

Außerdem wird die derzeit drastische Zunahme unserer Zivilisationskrankheiten dazu führen, dass sich immer mehr Menschen neben den klassischen medizinischen Methoden, die sich durch ihre Resultate meist unbefriedigend zeigen und durch die ständige Einnahme von pharmazeutischen Medikamenten schwere Nebenwirkungen hervorrufen können, nach alternativen Behandlungs- und Heilungsmöglichkeiten umschauen werden. Mit den Methoden des KRISTALL-KI-DO® werden alle darin Ausgebildeten eine enorme Hilfestellung für sich erfahren, die ihnen über die Unterstützung der Selbstheilungsprozesse hinaus ein tieferes Verständnis ihres Lebens, von Gesundheit und Krankheit und deren zugrunde liegenden energetischen Zusammenhänge aufzeigen wird.

3. Die Kombination und der Einsatz von Kristallen und Heilsteinen in den verschiedenen Ausbildungsbereichen des KRISTALL-KI-DO®

Ein anderer Schwerpunkt der Ausbildung des KRISTALL-KI-DO®, nämlich der intensive und vielseitige Einsatz aller Arten von natürlich gewachsenen Edelsteinen, Mineralien und Kristallen, wird ebenfalls so manchen Leser erstaunen und wird man zunächst verleitet sein, deren Wirkung in den Bereich von Aberglauben oder Esoterik zu verweisen, da man in dieser Hinsicht immer wieder mal abstruse Dinge hört, liest oder sieht. Leider sorgen auch immer wieder unseriöse Menschen in der spirituellen und esoterischen Szene dafür, dass keine ernsthafte und seriöse Beschäftigung mit den Steinen erfolgt, weshalb die meisten Menschen keinerlei Ahnung davon haben, welch unglaubliche Möglichkeiten und Hilfestellungen die Welt der Mineralien und Kristalle für uns bietet.

Dies hat zweierlei Ursachen: Zum einen beschäftigen sich viele Esoteriker nicht wirklich ernsthaft mit Kristallen und Heilsteinen, so wie ich es schon aus gesundheitlichen Gründen machen musste und so lange damit fortfuhr, bis sich deutliche Wirkungen auf meine Gesundheit, mein Bewusstsein wie auch spirituelle Dimensionen einstellten. Oft wird nämlich einfach nur ein wenig mit Steinen herum gespielt, werden ihnen alle möglichen Wunderkräfte zugeschrieben, die maßlos übertrieben werden und sämtlicher Grundlage entbehren, während auf der anderen Seite keinerlei Wissen um die energetischen Zusammenhänge des Körpers vorhanden ist: Z.B. welche Steine und Gesteinsarten mit welchen Chakren (Energiezentren) des Körpers verbunden sind, wie unterschiedlich sich die Steine auf die jeweiligen Chakren auswirken, wo und wie lange man sie auflegen oder sonst wie einsetzten muss, damit sie überhaupt eine Wirkung erzielen usw.

All dies werde ich in der Ausbildung auf einfache und verständliche Weise systematisch aufbauend von Grad zu Grad nicht nur erklären und demonstrieren, sondern ganz konkret jede/n einzelne/n Teilnehmer/in an sich selbst sowie an seinem/ ihrem Übungspartner erfahren lassen, damit sich jede/r ein eigenes Bild bzw. eigene tief greifende Erfahrungen machen kann, die weit über die körperliche Ebene hinaus gehen und sogar über die feinstofflich-energetischen positiven und geistigen Schichten wirken, wie man es sich vorher nicht einmal vorstellen konnte.

Der andere maßgebliche Grund, warum sich eine gut fundierte Steinheilkunde selbst in esoterischen Kreisen bisher nicht weiter ausgebreitet hat, ist schlicht und ergreifend der, dass die wenigsten Menschen, die sich bisher damit beschäftigt haben, Zugang zu starken Heilsteinen und hohen Qualitäten geeigneter Mineralien und Edelsteine hatten, wie sie hierfür notwendig sind. Deshalb bereise ich bereits seit 30 Jahren die ganze Welt und sammle immer wieder ganze Chargen hochwertiger Heilsteine aus Südamerika, Afrika, Madagaskar, Indien, China usw. ein, wenn ich auf diese stoße und sie geeignet für meine Arbeit erscheinen.

Das Problem ist nämlich, dass solche hochwertigen und geeigneten Kristalle und Edelsteine nur äußerst selten gefunden werden und dann meistens auch nur in sehr geringen Mengen von nur wenigen Kilogramm pro Fundstelle. Danach kann es unter Umständen wieder mehrere Jahre oder Jahrzehnte dauern, bis irgendwo anders in der Welt ähnlich qualitativ hochwertige Steine derselben Art wieder auftauchen und gefunden werden. Wenn dann solche Steinpartien auf den Markt kommen, sind sie meistens in kürzester Zeit von nur wenigen Stunden, in denen sie angeboten werden, bereits ausverkauft und von Einzelhändlern erworben worden, die sie dann überteuert weiter verkaufen und nur langsam in den Markt sickern lassen.

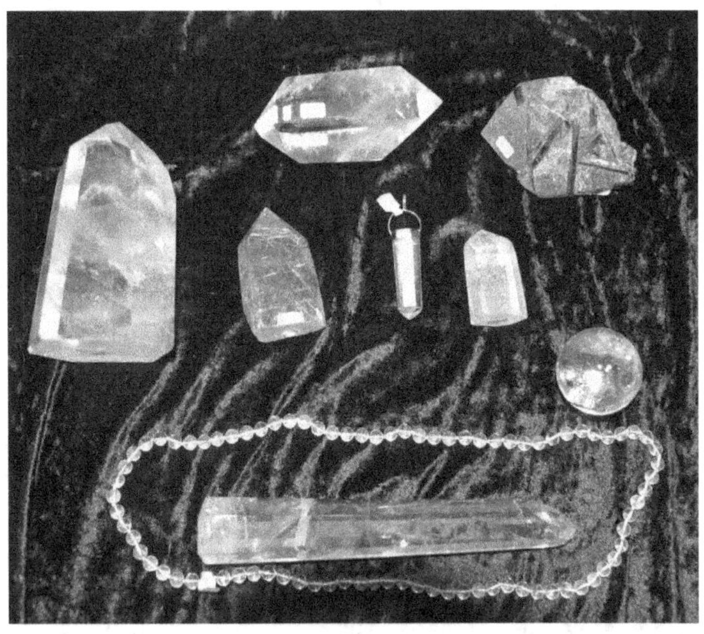

Als mir dies schon vor 30 Jahren zu Beginn meiner Seminartätigkeit klar wurde, steckte ich deshalb von Anfang an fast immer meine sämtlichen Erlöse von Steinverkäufen sowie meiner gesamten Seminareinnahmen aus meiner Lehrtätigkeit in den Kauf solch hochwertiger Steinpartien, damit ich auch immer wieder genügend erstklassige Steine für meine Seminarteilnehmer/innen zur Verfügung hatte, mit denen sie dann konkret arbeiten konnten. So stehen inzwischen tausende hochwertiger und wunderschöner Heilsteine, Kristalle, Mineralien und Edelsteine in einzigartiger Top-Qualität während meiner Ausbildungs-Seminare zur Verfügung, mit denen jeweils geübt wird und die auch zur persönlichen Verwendung erworben werden können.

Auch wenn ich hierfür immer wieder über all die Jahre große Opfer bringen musste, war es mir das jedes Mal mehr als wert. Denn ich wollte meinen Schülern oder kranken Menschen keine zweit- oder drittklassigen Steine anbieten, sondern ihnen nur das Beste vom Besten zur Verfügung stellen, da solch qualitativ hochwertige Steine eben auch die stärkste Wirkung erzielen und von jedem deutlich gespürt werden können.
Nicht umsonst hörte ich von vielen Menschen immer wieder während meiner Seminare oder bei Beratungsterminen in meinem Kristall-Laden, dass sie bei uns zum ersten Mal überhaupt die Kraft der Steine spüren konnten, worüber sie jedes Mal sehr erstaunt und erfreut waren. Dies liegt außerdem auch noch daran, dass gerade in esoterischen und spirituellen Kreisen die meisten Menschen in der Vergangenheit die Angewohnheit hatten, möglichst kleine und billige Trommelsteine von unterschiedlichen Mineralien-arten zu erwerben.

Trommelsteine (Handschmeichler) sind letztendlich aber eben nur kleine Bruchstücke von größeren Exemplaren bzw. sogar nur Abfälle von ehemals größeren Kristallen, die man in eine Trommelmaschine gesteckt hat. Solche Trommelmaschinen sehen ein wenig aus wie unsere Zement- und Betonmischmaschinen und drehen sich wie diese ständig, während sie die Gesteinsbrocken, gemischt mit Schleifsand und Wasser, ständig herum rühren und damit den Prozess innerhalb weniger Tage vollführen, den das Meer in Jahrtausenden vollzieht: Nämlich einen scharfkantigen, eckigen Stein so rund und glatt zu formen, dass er zum Handschmeichler wird.

Doch solche Trommelsteine haben meistens nur den Bruchteil der Wirkung von natürlich gewachsenen, echten Kristallen und deshalb verwende ich sie meistens nur zum Einsatz bei Kindern, für die wiederum größere Kristalle energetisch oft zu stark werden und schnell zu viel sind. Erwachsene Menschen hingegen spüren meistens keinerlei größere Wirkung von solch kleinen Trommelsteinen einiger Zentimeter Größe und brauchen zumindest etwa hühnereigroße Trommelsteine, wenn sie überhaupt etwas spüren sollen.

Die stärksten Heilungswerkzeuge im Mineral- und Kristallreich jedoch sind auf natürliche Weise gewachsene Kristalle, vorausgesetzt, dass es einem gelingt, diese auch zu finden und zu erwerben. Der Begriff „Kristall" darf nun aber nicht mit dem Begriff „Bergkristall" verwechselt werden. Der Bergkristall ist einfach nur die farblose und weiße, durchsichtige Sorte der Familie der Quarzkristalle, zu der z.B. auch Rauchquarz, Amethyst, Rosenquarz, Citrin usw. gehören. Jedoch gibt es in der Natur von hunderten existierenden Mineralien- und Edelsteinarten tatsächlich auch bei den meisten natürlich gewachsene Kristalle.

Das heißt, geometrisch gewachsene Formen, die gleichmäßig und symmetrisch aussehen, im Laufe von vielen tausenden Jahren entstanden sind und unter enormem Druck und Hitze im Erdinneren bzw. bei vulkanischer Tätigkeit gewachsen sind.
Diese Kristalle können dann drei-, vier-, fünf- oder sechseckige Flächen usw. haben, eine oder mehrere Spitzen bilden, drei, vier, sechs oder sieben Flächen an den Seiten besitzen, fast kugelrund wie ein Fußball aus fünfeckigen Flächen bestehen oder wie lange dünne Stäbchen aussehen und gewachsen sein. Bei dem Begriff „Kristall" handelt es sich eben einfach nur immer um geometrische Strukturen, die auf natürliche Weise entstanden sind.

Da viele Kristalle aber im Laufe der Zeit verkratzt und verschrammt wurden, weil sie von Geröll- und Steinmassen weiter geschoben und transportiert wurden oder sich teilweise unter Gletschern befanden, die sie kilometerweit unter sich weiter schoben und beschädigten, ist es legitim, dass manche Kristalle, vor allem die Quarzkristalle, zu ihrer ursprünglichen Kristallform nachgeschliffen werden, um sie wieder in ihrem Glanz und ihrer eigentlichen Schönheit erstrahlen zu lassen.

Weil aber sämtliche Kristalle eine eigene energetische wie optische Achse haben, was große Computerfirmen wie z.B. ITT, Hewlett Packard, Schaub Lorenz bereits vor vielen Jahren in ihren Laboren erforschten, ist es absolut notwendig, die natürliche zugrunde liegende Kristallform nicht zu verändern und nicht z.B. aus einem sechsflächigen Bergkristall eine viereckige Struktur (z.B. als Pyramide) zu schleifen, da ansonsten dessen ihm eigene spezifische energetische Ausstrahlung enorm verändert oder größtenteils sogar zerstört wird. Andererseits zeigen hingegen nachgeschliffene Steine, bei denen man lediglich nur ein bis zwei Millimeter ihrer verkratzten und verschrammten Oberfläche oder darauf abgelagerte Metallschichten weg geschliffen hat, eine viel stärkere Wirkung und schnellere energetische Entfaltung, ganz so als ob eine gewisse Schutzschicht oder eine energetische „Deckelung" entfernt worden wäre, was sie natürlich zu äußerst interessanten Heilwerkzeugen für unsere Arbeit macht.

All diese wichtigen Zusammenhänge und Gesetzmäßigkeiten werden selbstverständlich ebenfalls in der Ausbildung des KRISTALL-KI-DO® ausgiebig erörtert und erklärt, anhand vieler Beispiele gezeigt und erfahren werden.

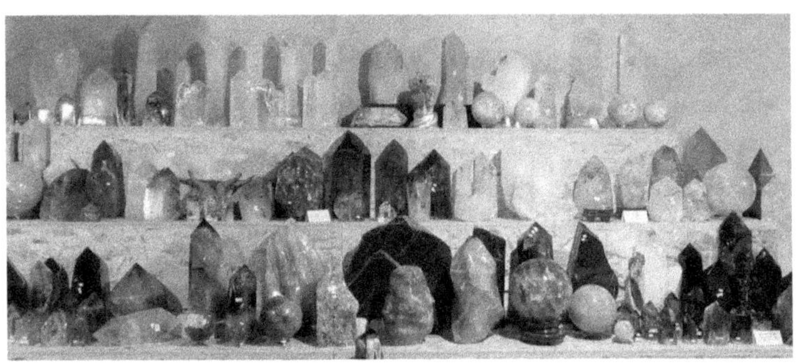

Für die praktische Arbeit und den konkreten Einsatz in der Energiearbeit stelle ich meinen Ausbildungsteilnehmern hierzu mein gesamtes Lager von mehreren Tonnen hochwertigster Heilsteine und Kristalle zur Verfügung und arbeite in jedem Ausbildungsblock mit ganz unterschiedlichen, einzigartigen Kristallen und Edelsteinen, sodass jeder Teilnehmer damit reichlich intensive energetische Erfahrungen machen kann. Wer einmal eine solche Steinarbeit erlebt hat, wird feststellen, dass das Vorurteil, man müsse an die Wirkung von Steinen glauben, damit man etwas spüre, vollkommen verfehlt und unsinnig ist, sondern dass ganz im Gegenteil die Wirkkraft der Steine bei richtigem Einsatz oftmals so intensiv ist, dass man sie bereits nach 20 Minuten entfernen muss, um eine Überreizung zu vermeiden und sich nicht allzu starken Energieimpulsen auszusetzen.

Viele schamanisch arbeitende Menschen, Therapeuten, Heilpraktiker, aber auch Naturärzte, Geistheiler und Reiki-Gebende deckten sich deshalb im Laufe der Jahre bei mir mit ausgesuchten hochwertigen Heilsteinen ein, um sie bei ihrer jeweiligen Arbeit einzusetzen. Denn jegliche energetische, heilerische oder spirituelle Arbeit wird bei der richtigen Anwendung passender Kristalle und Heilsteine nicht nur enorm beschleunigt und dadurch zeitlich abgekürzt, sondern bringt viel tiefer gehende und umfassendere Resultate zustande, als wenn man diese nicht in seine Arbeit mit einbeziehen würde. So stellen die Steine letztendlich nicht nur eine Art von Verstärkern, Katalysatoren und Trans-formatoren dar, sondern beschleunigen sämtliche energetischen emotional befreienden wie auch geistigen Bewusstseinsprozesse enorm, was dazu führt, dass man als jeweiliger Behandler/ Therapeut zukünftig nur noch einen Bruchteil der vormals aufgewendeten Zeit benötigt, um seine Klienten dementsprechend durch seine Transformations- und Heilungsprozesse zu führen.

Dies ist gerade in der heutigen schnelllebigen Zeit für immer mehr Menschen, die von der Dichte ihres beruflichen Alltags und dessen Anforderungen gestresst sind, äußerst hilfreich und bedeutet eine große Entlastung und Hilfestellung, da man beim richtigen Einsatz von Kristallen und Heilsteinen eben nicht mehr wie früher für einzelne intensive Prozesse mehrere Stunden benötigt, sondern oft in 20-30 Minuten denselben Effekt erreichen kann, der darüber hinaus auch noch in viel tiefere unterbewusste Schichten hinein wirkt.

Angeregt durch die Arbeit des zuvor erwähnten Inka-Schamanen Don Eduardo Calderon Palomino, der mit Hilfe eines langen Nadelquarz-Stabes zum Intensivieren, Beschleunigen und Verdichten der 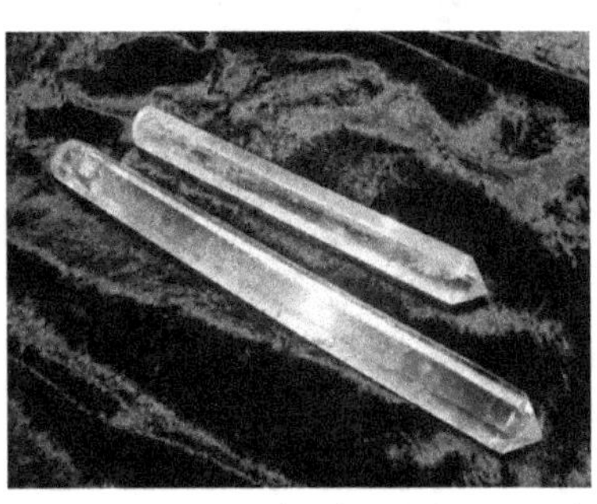 Energie imstande war, gelang es mir im Laufe der Jahre auch, für sämtliche Energie-, Heil-, Therapie- und Meditations-Methoden verstärkende Kristalle und Heilsteine zu entdecken und einsetzen zu lernen.

Damit wird insbesondere beim Qi Gong der Prozess beschleunigt, seine eigene Lebensenergie zu spüren, diese zu intensivieren und so stark durch den Körper strömen zu lassen, dass sie ihre erlösende transformierende Wirkung sowie Stärkung der Selbstheilungskräfte in kürzester Zeit entfalten kann.

Aus diesem Grunde bestand ein Großteil der Klientel in meinen Seminaren auch immer wieder aus Ärzten, Heilpraktikern wie auch Therapeuten, die diesen Vorteil für sich erkannten und für ihre zukünftige Arbeit nutzen wollten. Darüber hinaus gelang es mir aber auch noch, zu sämtlichen spirituellen Praktiken, unterschiedlichsten Meditationsformen bis hin zu geheimen geistigen Einweihungsmethoden entsprechend passende Edelsteine, Kristalle und Steinwerkzeuge ausfindig zu machen, die selbst unsere spirituelle Entwicklung wie auch sämtliche geistige Prozesse enorm vertiefen und beschleunigen konnten.

Nach nunmehr 30-jähriger Arbeit mit Steinen und den unterschiedlichsten Energietechniken überhaupt erfüllt mich gerade dieses Ergebnis mit tiefer Zufriedenheit, wenn ich auf meine Arbeit zurückschaue. Doch nach jahrzehntelangem eigenem spirituellen Praktizieren mit bisher geheimen Meditationstechniken, geistigen Energiepraktiken und spirituellen Einweihungsmethoden freut es mich am meisten, mit dieser langjährigen und intensiven Forschungsarbeit nun auch ganz konkrete Methoden entwickelt zu haben und diese zukünftigen Generationen zur Verfügung stellen zu können. Diese können ernsthaft Suchenden und regelmäßig praktizierenden spirituellen Menschen helfen, in nur wenigen Monaten und Jahren eine geistige, spirituelle Entwicklung zu durchlaufen, für die sie normalerweise ein ganzes Leben oder höchstwahrscheinlich sogar mehrere Leben hintereinander aufwenden müssten. Auch ist es nicht mehr nötig, täglich viele Stunden wie in alten Traditionen und Kulturen meditierend zu verbringen, sondern es reicht absolut aus, jeden zweiten Tag eine halbe Stunde dafür zu opfern und hierzu gezielt spezielle Heilsteine und Meisterkristalle zu nutzen.

4. Die Zukunft des KRISTALL-KI-DO®

Durch die Kombination all des bisher Gesagten stellt die Kunst des KRISTALL-KI-DO® deshalb tatsächlich eine vollkommen neuartige und noch nie da gewesene Energiekunst dar, die einmalig und neu für das 3. Jahrtausend ist und wunderbar geeignet, all die alten, längst überholten Traditionen und Wege zu reformieren und in einen zeitgemäßen Rahmen umzuwandeln, der unseren heutigen Bedürfnissen gerecht wird und entspricht.

Deshalb wird die Kunst des KRISTALL-KI-DO® auch für sämtliche zukünftigen neuartigen Heilungs- und Energietechniken, auf die einzelne Menschen noch stoßen werden bzw. für sich noch entdecken dürfen, richtungweisend sein.

Die zukünftigen Lehrer und Lehrerinnen des KRISTALL-KI-DO® werden hier eine wichtige Vorreiterrolle spielen und diese Kunst höchstwahrscheinlich noch zu ihren Lebzeiten über die Grenzen des deutschsprachigen Raumes hinaus bekannt machen, da sie in ihrer Effektivität einzigartig ist, leicht und spielerisch erlernt und unkompliziert von jedermann praktiziert werden kann, der offen für ein weiteres und spirituelles Verständnis des Lebens ist.
Darüber hinaus eröffnen sich für jeden ernsthaft Suchenden damit spirituelle Dimensionen, von denen mancher zuvor nicht einmal zu träumen gewagt und zuvor noch ins Reich der Märchen und Fabeln verwiesen hätte.

III. KRISTALL-KI-DO® –
Eine Ausbildung mit Zukunft

1. Zukünftige Berufsmöglichkeiten als Lehrer/in des KRISTALL-KI-DO®

Das Ausbildungssystem des KRISTALL-KI-DO® ist die weltweit einzige Ausbildung und das einzige Energiesystem, in dem man gleichzeitig in 8 unterschiedlichen Energie- und Heilungsmethoden geschult und ausgebildet wird. Dies ist nur möglich, weil die Übungsinhalte durch die einzigartige Kombination all der unterschiedlichsten Techniken und Systeme einander ergänzen, sich gegenseitig verstärken sowie unterstützen und auch schrittweise aufeinander aufbauen, sodass den Teilnehmern das Lernen insgesamt viel leichter fällt und darüber hinaus von Anfang an ein übergreifendes und umfassendes Energieverständnis sowie Wissen um die dahinter liegenden spirituellen Zusammenhänge erlangt wird.

Wer also die gesamte Ausbildung des KRISTALL-KI-DO® durchläuft, hat damit auch gleichermaßen **7 verschiedene Grundausbildungen** erhalten:

Nämlich zur/m **Meditationslehrer/in** sowie zur/m **Qi-Gong-Lehrer/in**, insbesondere in der von mir entwickelten Kunst des Kristall-Qi Gong. Des Weiteren zur/m **geistig-energetischen Heiler/in**, wobei vielseitige Heilungswerkzeuge und unterschiedlichste Arten des Handauflegens, geistiger Fernheilung, unter Kombination mit Edelsteinen und Heilsteinen angewendet werden können. Darüber hinaus zur/m **Kristallheiler/in und Edelsteintherapeuten/in** sowie zur/m **Erdheiler/in**, die/der anschließend befähigt ist, ganze Plätze, Landschaften, Orte und Gegenden sowie die Erde selbst mit hochwirksamen Heilungstechniken zu unterstützen und sogar zu heilen. Nicht zuletzt kann sie/er als **spirituelle/r Lehrer/in** auftreten und wirken, da ihr/ihm ein umfassendes spirituelles Wissen über das Leben und den gesamten Kosmos zuteil geworden ist, bis hin zur/m **spirituellen Therapeuten/in**, der/dem äußerst kraftvolle und energetisch hoch wirksame Therapieformen zur Verfügung stehen, um damit effektive und wirkungsvolle Einzelarbeit mit Menschen durchführen zu können.

2. Die Bedeutung und Wichtigkeit wiederholten Übens der Lehrinhalte

Um das zu erreichen, ist es allerdings notwendig, dass jede/r Teilnehmer/in nach jedem 4-tägigen Ausbildungsblock, in dem die verschiedenen Bereiche intensiv erläutert, vorgeführt, gemeinsam geübt und durchgegangen wurden, anschließend das Gelernte auch mindestens einige Monate zu Hause übt und praktiziert, damit das Wissen wie auch die erlernten Techniken nicht gleich wieder verloren gehen, sondern verinnerlicht werden. Dies ist absolut unverzichtbar, da jeder weitere Ausbildungsblock auf dem vorher Erlernten aufbaut und voraussetzt, dass man in den vorangegangenen Wochen und Monaten des Übens tiefer in die Materie eingedrungen ist und für sich selbst entsprechend intensive Energie-Erfahrungen wie auch spirituelle Erlebnisse gemacht hat.

Damit einzelne Teilnehmer die Ausbildungsinhalte nicht einfach nur rein intellektuell konsumieren, aber vielleicht zu

Hause trotzdem nichts weiter damit machen und vielleicht auch nicht üben, erfolgen ab dem 2. Ausbildungsgrad bei jedem Ausbildungsblock freiwillige Gürtelprüfungen über das in vorherigen Ausbildungsblöcken Erlernte. Dabei wird einfach überprüft, inwieweit die vermittelten Inhalte tatsächlich geübt, praktiziert und verinnerlicht wurden. Davor muss man sich aber nicht fürchten, denn die Prüfungen werden nicht übermäßig streng sein. Doch wird man schon bald für sich selbst den Sinn und Zweck davon erkennen und diese Prüfungen begrüßen, da man dadurch ein wichtiges Feedback erhält.

Denn sie geben zum einen dem Teilnehmer mehr innere Sicherheit und die Gewissheit, dass man wirklich zur nächsten Ausbildungsstufe befähigt ist, und spiegeln zum anderen auch konkret wider, wo man steht bzw. was noch geübt und verbessert werden kann, um in allen Bereichen auch tatsächlich gleichmäßig zu reifen und zu wachsen. Da ich aber Verständnis dafür habe, dass viele Menschen heutzutage bereits von ihrem Berufsleben wie auch vielfältigen privaten Aktivitäten schon sehr eingespannt und zeitlich begrenzt sind, wurden die Übungsinhalte von mir so auf die einzelnen 10 Grade verteilt, dass man nicht übermäßig viel Zeit aufwenden muss und trotzdem im Laufe einiger Monate eine Verinnerlichung und Praxis zu den erlernten Themen und Techniken erfolgt.

Wenn man sich zum Beispiel jeden Tag nur eine halbe Stunde seinen Kristall-Qi Gong-Übungen widmet und sich gelegentlich mit Freunden und Verwandten oder anderen Ausbildungsteilnehmern trifft, um die unterschiedlichen Behandlungsmethoden zu üben und sich darüber auszutauschen, stellt dies schon eine gute Grundlage dar und sollte bei den ersten Ausbildungsgraden ausreichen, um die jeweilige Gürtelprüfung zu bestehen, vorausgesetzt dass man das theoretisch Erlernte auch verstanden hat und wiedergeben kann.

Diese persönliche Übungspraxis macht das Ganze auch lebendig, schenkt jedem Teilnehmer entsprechend positives Feedback von anderen Menschen sowie die Motivation, weiter zu machen und sich weiter in dem Erlernten zu üben. Darüber hinaus verhilft der dadurch hervorgerufene ständige Energiezuwachs auch dazu, dass man mit der Zeit immer weniger Schlaf braucht und am Morgen deutlich erholter, frischer und geistig wacher und aufnahmefähiger ist, als man es vielleicht bisher von sich gewohnt war.

Bei den fortgeschrittenen Graden kann ein regelmäßiges Praktizieren der fortgeschrittenen Meditations- und Selbstheilungstechniken sogar dazu führen, dass man mit der Zeit fast gar keinen Schlaf mehr braucht bzw. nur noch 3-4 Stunden in jeder Nacht schlafen oder sich ausruhen muss, um sich vollkommen erholt und frisch zu fühlen. Auf diese Weise kann es sogar geschehen, dass man plötzlich viel mehr Zeit für seine Hobbys oder andere musische und kreative Betätigungen zur Verfügung hat und vielleicht das Bedürfnis verspürt, noch tiefer in spirituelle Dimensionen vorzustoßen, um die erlernten Meditationstechniken und Selbstheilungsmethoden in dieser gewonnenen Zeit noch intensiver für sich zu praktizieren, weil man deren positive und energetisierende Wirkung immer deutlicher an sich erfährt.

3. Die individuellen Entscheidungsmöglichkeiten zu den Gürtelprüfungen der einzelnen Ausbildungsblöcke

Da in jedem Jahr immer wieder die ersten Ausbildungsblöcke für Neueinsteiger wiederholt werden und darüber hinaus jedes Jahr weiterführende Grade hinzu kommen und angeboten werden, kann sich jeder in seinem eigenen Tempo so die Ausbildungsinhalte aneignen, wie es einem gerade entspricht oder in das persönliche Zeitkonzept und die eigene Lebensplanung passt. Auch können mehrere Ausbildungsblöcke in aufeinander folgenden kurzen Zeitabständen absolviert werden, wenn es sich für einen gerade zeitlich passend ergibt, und die Gürtelprüfungen dann nachgeholt werden, wenn man sich dafür bereit fühlt und Zeit hatte, um zu üben und sich auf eine Prüfung vorzubereiten.

Doch sollte jede/r ernsthaft Teilnehmende sich vornehmen, die jeweils noch ausstehenden Gürtelprüfungen nachzuholen, um nicht irgendwann hinter all den anderen Teilnehmern hinterher zu hinken oder das Gefühl zu haben, vom Inhalt her nicht mitzukommen oder den Anforderungen energetisch nicht gewachsen zu sein. Denn wie gesagt, findet tatsächlich von Ausbildungsblock zu Ausbildungsblock ein konkretes inneres energetisches wie spirituelles Wachstum statt, das es einem wiederum ermöglicht, im nächsten Ausbildungsblock die Zusammenhänge besser aufnehmen und verstehen zu können.

Dies befähigt den Einzelnen, die neuen Inhalte schneller umsetzen zu können sowie auch energetisch und emotional mit der Intensität der jeweils neuen Techniken, Übungen und Behandlungsformen leichter klar zu kommen. Denn diese haben starke heilende wie transformatorische Auswirkungen auf all unsere Seins-Ebenen und helfen jeder/m Teilnehmer/in dabei, über sich selbst hinauszuwachsen und alte unheilsame Verhaltensmuster hinter sich zu lassen.

4. Zukünftige Lehrer/innen des KRISTALL-KI-DO®

Wer die Ausbildung bis zum 9. Grad (schwarze Schärpe) durchlaufen und danach auch die Gürtelprüfung dazu bestanden hat, erhält anschließend ein Zertifikat zur gesamten Ausbildung und ist von da an berechtigt, als Lehrer/in und Ausbilder/in tätig zu werden, um die umfassende Energie- und Heilkunst des KRISTALL-KI-DO® weiterzugeben und zum Wohle aller Wesen in der Welt zu verbreiten.

Fühlt sich allerdings jemand davon überfordert und sieht sich – aus welchen Gründen auch immer – dazu nicht in der Lage oder möchte vielleicht einfach gar kein/e Lehrer/in für KRISTALL-KI-DO® werden, so ist es natürlich trotzdem legitim, an der Ausbildung teilzunehmen, um einfach für sich und seine eigene Entwicklung entsprechend wichtige und positive Erfahrungen zu sammeln und für sein weiteres Leben mitzunehmen. Denn unabhängig davon können ja alle erlernten Inhalte im privaten wie gegebenenfalls auch im beruflichen Bereich genutzt und angewendet werden. In diesem Fall kann man gerne mit mir im persönlichen Gespräch abklären, bis zu welchem Grad es sinnvoll erscheint, an den Gürtelprüfungen teilzunehmen, um einfach konkret für sich zu wissen, wo man steht und inwieweit das Erlernte wirklich verstanden und verinnerlicht wurde.

5. Kostenlose Wiederholungsmöglichkeit von einzelnen Ausbildungsblöcken im Rahmen einer Seminar-Assistenz

Wer hingegen vorhat, zukünftig als Lehrer/in des KRISTALL-KI-DO® zu wirken, sollte wenn möglich jeden Ausbildungsblock zu einem späteren Zeitpunkt zumindest ein Mal wiederholen und dabei als Assistent/in mitwirken, um sich nicht nur die jeweiligen Inhalte noch besser merken zu können, sondern auch, um eigene Erfahrungen für das zukünftige Unterrichten zu sammeln. Die Probleme und Themen, die innerhalb einer Teilnehmergruppe auftauchen und thematisiert werden, können für zukünftige Lehrer/innen sehr herausfordernd sein und man sollte deshalb möglichst viel Erfahrung in und mit Gruppen sammeln.

Für alle Teilnehmer/innen des KRISTALL-KI-DO® sind diese freiwilligen Wiederholungen als Ausbildungsassistent/in kostenlos und stellen darüber hinaus eine wertvolle Chance dar, noch tiefer in die Materie vorzudringen und einzutauchen. Doch sollten sie rechtzeitig in unserem Zentrum angefragt und mit mir persönlich abgesprochen werden, damit wir diese dementsprechend frühzeitig und stimmig einplanen können.

IV. Die 8 verschiedenen Ausbildungsschwerpunkte des KRISTALL-KI-DO®

Kommen wir aber nun zu den einzelnen Schwerpunkten, die innerhalb des KRISTALL-KI-DO®-Systems bei jedem 4-tägigen Intensiv-Ausbildungsseminar unterrichtet, geübt und vermittelt werden, die zu jedem der einzelnen 10 Ausbildungsgrade abgehalten werden. Es handelt sich dabei jedes Mal um dieselben 8 ganz verschiedenen Schwerpunkte und Themenbereiche, die in jedem Ausbildungsblock weiter aufeinander aufbauen und fortgeführt werden und die ich andererseits aber auch wiederum so konzipiert habe, dass sie sich untereinander während jedes einzelnen Ausbildungs-seminars thematisch wie energetisch optimal ergänzen, unterstützen und verstärken.

So werden z.B. bei jedem der 4-tägigen Ausbildungsblöcke beim Schwerpunkt *„Geistiges Heilen und Handauflegen"* dieselben Körperpositionen und Energietechniken unter-richtet und geübt, die während desselben Ausbildungsblocks dann auch partnerweise bei dem Schwerpunkt *„Fernheilungs-Techniken und Meditationen"* auf räumliche Distanz zum Empfänger praktiziert werden. Auf diese Weise kann man sich die technischen Einzelheiten leichter und besser merken, weil sie mehrfach wiederholt werden, und man lernt gleichzeitig unterschiedliche Anwendungs-möglichkeiten des Erlernten. Parallel dazu werden die Inhalte der Kristall- und Edelsteinarbeit wiederum auf die zuvor vermittelten Techniken abgestimmt sowie mit den jeweiligen Kristall-Qi Gong-Übungen kombiniert, sodass auch hier ein Ineinandergreifen ähnlicher und einander ergänzender

Methoden wie Inhalte gegeben ist und der Kopf nicht mit einem Übermaß an unterschiedlichsten Techniken oder Einzelwissen überfordert wird, das es zu lernen gilt.

Durch die Vielschichtigkeit dieser 8 unterschiedlichen Bereiche sowie den ständigen Wechsel zwischen theoretischen Erklärungen, praktischem Üben und gegenseitigen Behandlungs-Übungen gestaltet sich die Ausbildung für jede/n Teilnehmer/in sehr abwechslungsreich und kurzweilig, da ich dabei vermeiden werde, stundenlang ein einzelnes Thema von allen Seiten zu erörtern oder durchzugehen, wie man es vielleicht von früher aus der Schule oder dem Studium gewohnt war und meistens als langweilig empfunden hat, sondern eben möglichst vielseitig und kurzweilig weiter vermitteln werde. Denn während der gesamten Ausbildung geht es mir vor allem darum, dass alle Teilnehmer/innen zunehmend Freude und Enthusiasmus für die Übungen wie auch die Lehrinhalte empfinden, die wir über den Tag verteilt uns vornehmen und üben werden.
Darüber hinaus werden wir auch noch den gesamten von mir über viele Jahre angelegten Heiligen Hain mit all seinen Kraftplätzen und Riesenkristallen für uns nutzen, um darin gemeinsam bestimmte Übungsinhalte auszuführen und zu praktizieren, sodass wir die verschiedenen Energien der Kraftplätze gleichzeitig als äußerst wohltuend, energiespendend und unterstützend erfahren werden, was jedem/r Teilnehmer/in zusätzlich noch stärkere und intensivere Energie-Erfahrungen schenken dürfte.

Derartige tief greifende Erlebnisse in der berührenden Natur des Heiligen Hains dürften dazu führen, dass jede/r, die/der an der Ausbildung teilnimmt, sich schon auf die weiterführenden Grade freuen wird. So erging es jedenfalls allen meinen früheren Seminarteilnehmern/innen, seitdem ich das Zentrum im Jahr 2002 gegründet habe, und gab es für mich kein schöneres Kompliment, als wenn mir Teilnehmer/innen immer wieder schilderten, dass sie nach einiger Zeit zu Hause ein regelrechtes „Heimweh" nach dem Heiligen Hain auf dem Vogelhof empfanden und sich monatelang darauf freuten, wieder kommen zu dürfen, um in die Energie des Platzes hier einzutauchen bzw. weitere spannende Inhalte erlernen zu können.

Im Folgenden möchte ich etwas ausführlicher erläutern, worum es sich bei den einzelnen 8 Schwerpunkten des KRISTALL-KI-DO® konkret handelt und wie diese von Ausbildungsgrad zu Ausbildungsgrad aufeinander aufbauen bzw. inhaltlich gesteigert werden.

1. Selbstheilungs-Methoden und Techniken

Immer wieder begegnete ich in meinem Leben unterschiedlichsten Heilern, die zwar erfolgreich andere Menschen heilen und ihnen helfen konnten, mir aber in persönlichen Gesprächen wiederholt gestanden, dass sie Probleme hätten, sich selbst zu heilen, und darüber hinaus oftmals über bestimmte innere persönliche Beschränkungen und Begrenzungen oder traumatische Erfahrungen aus ihrer Jugend oder Kindheit nicht hinaus kämen! Dies erstaunte mich jedes Mal, da es für mich seit meiner frühesten Jugend selbstverständlich war, all die erlernten Methoden in erster Linie gerade für meine eigene Selbstheilung und Trauma-Bewältigung einsetzen zu können, und mir dies auch auf oftmals spektakuläre Weise gelungen war.

Dabei war für mich die körperliche Heilung meiner aus medizinischer Sicht mehrmals als unheilbar eingestuften

Erkrankungen, wie mein allergisches Asthma, meine Lungenrisse, meine schwere Kniearthrose usw. dabei noch das Geringste, was ich als selbstverständlich erachtete bzw. natürlich mein vorrangiges Ziel war, um körperlich überhaupt wieder funktionieren zu können und mein Leben zu leben. Darüber hinaus gelang es mir jedoch, mich mit all den erlernten und hinzugewonnen Selbstheilungsmethoden von schwersten psychischen Traumata zu erholen und diese seelisch zu heilen sowie in meinem Gefühlsleben immer stabiler, ausgeglichener und harmonischer zu werden.

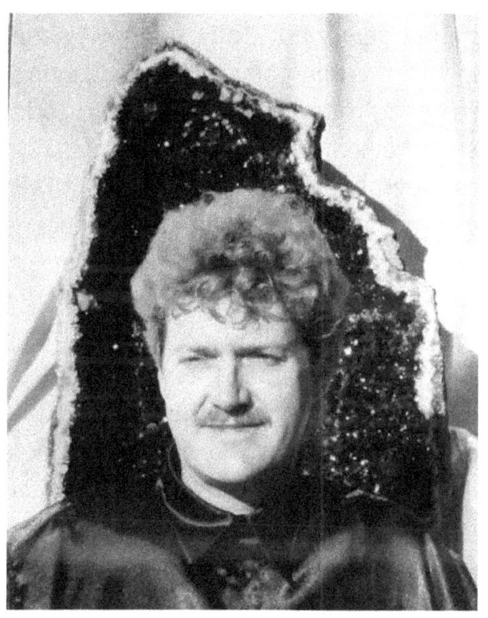

Selbstheilungs-Meditation mit Hilfe einer
überdimensionalen Amethyst-Druse.

Doch wäre meine Heilung nicht komplett gewesen und hätte ich sie nicht als vollständig eingeschätzt, wenn darüber hinaus als Resultat meines langjährigen Bemühens nicht auch immer wieder eine tiefe geistige wie spirituelle Selbstheilung erfolgt wäre. Das äußerte sich z.B. in der Art, dass ich während Heilsitzungen oder entsprechender Selbstheilungstherapien immer stärkere Erinnerungen an frühere Leben bekam, die zumeist dramatisch und gewalttätig beendet worden waren, und solche traumatischen Erinnerungen sich in diesem Leben als immer wiederkehrende Wiederholungsmuster zeigten und körperliche wie seelische Reaktionen hervorriefen, für die es in diesem Leben keinen Anlass oder Ursache gab. Mit der Zeit durfte ich deshalb erkennen, dass sich solche heftigen Trauma-Erfahrungen und Todeserlebnisse tief im Geist einprägen, um einen dann im jetzigen Leben als unterbewusste Programme, Phobien oder sonstige Handicaps scheinbar des Öfteren auszubremsen, in Wirklichkeit aber sich deshalb regelmäßig wieder melden und zeigen, um erlöst und geheilt zu werden.

Gerade in diesem Bereich machte ich nach einigen Jahren die spektakulärsten Erfahrungen und persönlichen Fortschritte für mich und erkannte, dass wirkliche allumfassende Selbstheilung bis in tiefste Schichten letztendlich auch bedeutet, sich von diesen alten karmischen Anhaftungen und geistigen Programmierungen vollständig zu befreien, die ansonsten unseren Alltag massiv prägen und beeinflussen, ohne dass man sich dessen bewusst ist.

So wurde mein Weg der Selbstheilung immer mehr zu einem spirituellen Weg bis zu einem vollständigen geistigen Erwachen, indem man über alle menschlichen Begrenzungen der Vergangenheit hinaus wächst und zu seinem eigentlichen göttlichen Selbst heranreift, das schon immer in einem geschlummert und darauf gewartet hat, endgültig befreit und verwirklicht gelebt zu werden!

Von daher ist es wichtig, diesen Weg der Selbstheilung Schritt für Schritt zu gehen und nichts zu überstürzen, da einen ansonsten die energetischen Prozesse wie auch inneren Erlebnisse überfordern oder überrollen können! Deshalb habe ich bei der Ausbildung in KRISTALL-KI-DO® insbesondere in diesem Bereich sehr viel Wert darauf gelegt, jedem/r Teilnehmer/in die Übungen und Therapieformen wirklich stufenweise aufbauend zu vermitteln, damit jede/r diese Entwicklung und inneren Wachstumsschritte in seinem/ ihrem eigenen Tempo durchlaufen kann. So beginne ich bei den ersten Graden mit einfachen, aber äußerst wirksamen und tiefgreifenden Selbstheilungs-Meditationen wie auch Selbstheilungs-Energietechniken aus den unterschiedlichsten therapeutischen Richtungen wie auch spirituellen Traditionen, die ich von alten taoistischen, buddhistischen, hinduistischen wie auch christlichen Meistern und Lehrern erlernen durfte und die mir selbst wichtige und großartige Hilfestellungen auf meinem Weg waren.

Um jeder/m der Ausbildungsteilnehmer/innen ihre/seine individuelle Freiheit auf dem spirituellen Weg zu lassen, habe ich all diese Techniken und Methoden von sämtlichen religiösen Dogmen abgeschminkt, da sie für die korrekte Ausführung meistens überhaupt nicht notwendig sind. Sie wurden von mir deshalb auf die wesentlichen Energie-schwerpunkte reduziert und von aller Kompliziertheit befreit, sodass sie von jedermann verstanden, erlernt und ausgeführt werden können. Des Weiteren vermittle ich sie in einfacher, moderner, klarer und deutlicher Sprache, die unser Verstand wie auch unser Unterbewusstsein verstehen kann, sodass sie dadurch auch noch stärker bis in tiefe unterbewusste, geistige wie emotionale Schichten hin sich positiv und heilsam auswirken können.

Bei den fortgeschrittenen Ausbildungsgraden kommen dann im Bereich *„Selbstheilung-Methoden und -Techniken"* vermehrt energetische und moderne spirituelle Therapiemethoden hinzu, die erst in den letzten Jahrzehnten überhaupt entwickelt wurden bzw. entstanden sind. Diese Methoden haben eine unbeschreiblich starke reinigende, befreiende wie auch heilsame Auswirkung bis in tiefe seelisch-geistige Schichten, wie man es sich niemals hätte vorstellen können, bevor man sie nicht an sich selbst ausprobiert und erfahren hat.

Dies sind z.B. zum einen Methoden wie Rebirthing-Atemsitzungen, aber auch Rückführungssitzungen und Reinkarnationstherapie bis hin zu einer bisher geheimen und unbekannten indianischen Behandlungsmethode südamerikanischer Schamanen, nämlich der indianischen Form einer Art Energie-Akupunktur, die ich im Laufe der Jahre durch den Einsatz besonderer Laserkristalle noch deutlich in ihrer Wirkung verstärken und intensivieren konnte und die mit zu den stärksten Behandlungsmethoden zur Erweckung der Selbstheilungskräfte zählt!
Bereits ohne meine Weiterentwicklung konnte ich schon vor Jahrzehnten, als ich das erste Mal mit dieser Methode der „Indianischen Akupunktur" in Berührung kam, persönlich erleben, wie eine südamerikanische Schamanin mit einfachsten Mitteln unfassbare, spektakuläre Selbstheilungen bei ihren Klienten bewirken konnte, und war davon so begeistert, dass ich mich speziell dieser Methode annahm, um sie zu einer modernen Behandlungs- und Therapieform zu gestalten, die mehr unserem westlichen Verständnis und Akzeptanz entspricht und sich darüber hinaus auf spiritueller Ebene noch wesentlich tiefgreifender in die feinstofflichen Ebenen des Menschen auswirkt.

In den höchsten Ausbildungsgraden (Grad 7 bis 10), der roten, violetten und schwarzen sowie regenbogenfarbenen Schärpe, werden dann von mir als höchste Form der Selbstheilungstechniken die stärksten spirituellen Selbstverwirklichungsmethoden unterrichtet, die ich aus bisher geheimen taoistischen Systemen („Innere Alchemie"), hinduistischen Meditationspraktiken („Kriya- und Kundalini-Yoga") und bislang unbekannten ägyptischen Einweihungswegen („Ägyptische Alchemie") übermittelt bekam. Diese wurden früher immer nur vom Meister persönlich an einige wenige Schüler weitergegeben und ansonsten geheim gehalten, da sie die letzten Stufen zur spirituellen Selbstverwirklichung fortgeschrittener Schüler beinhalten und zum Ziel haben!

Dabei geht es in letzter Instanz um die Entwicklung eines feinstofflichen Energie- und Lichtkörpers, wie es in unserer Menschheitsgeschichte als Phänomen von verschiedenen Heiligen und Erleuchteten aus unterschiedlichsten Kulturen bekannt und überliefert ist, bis hin zur Erschaffung eines unsterblichen Lichtkörpers bzw. zum vollständigen spirituellen Erwachen und Erkennen der eigenen Unsterblichkeit und Verschmelzung mit dem kosmischen Urgrund bzw. allumfassenden Bewusstsein.

Solche spirituellen Selbstverwirklichungs-Techniken und -Methoden müssen natürlich über viele Jahre immer wieder geübt werden, um ihre energetische Wirkung vollständig zu entfalten, während man sich dabei gleichzeitig von alten karmischen Schlacken befreit, seine eigenen inneren wie äußeren Energieräume erweitert und sich zunehmend als unsterbliches Licht- und Energiewesen erfährt und wahrnimmt.

Auf diese Weise hat am Ende der Ausbildung jede/r

Teilnehmer/in entsprechend kraftvolle und hoch wirksame Werkzeuge für sich in die Hand bekommen, sodass man keine weiteren Ausbildungen, teuren Therapieformen oder neuzeitlich angepriesenen Methoden mehr ausprobieren muss, die heutzutage ständig als neue spirituelle Trends propagiert und vermarktet werden.

Damit vermeidet man für sich auch zukünftig, eventuell an zweifelhafte selbstgefällige Gurus, Coaches oder spirituelle Lehrer zu gelangen, die unter Umständen Menschen oftmals nur abhängig machen wollen, und wird auch - egal in welchen spirituellen Richtungen man sucht -, keine wirklich darüber hinaus gehenden effizienteren Methoden oder tiefgreifenderen spirituellen Wahrheiten finden.

Denn die vielseitigen Methoden innerhalb des KRISTALL-KI-DO® stellen die Essenz der stärksten energetischen wie spirituellen Wege dar, die ich aus den wirksamsten Techniken zur geistigen Selbstvervollkommnung von den kompetentesten Meistern, Schamanen, Heilern und Meditations-Lehrern erlernen durfte, die mir in meinem Leben auf meinen weltweiten Reisen jemals begegnet sind. Ich habe sie selbst viele Jahre lang mit verblüffenden Ergebnissen praktiziert, bis ich tatsächlich auf allen Ebenen von deren Wirksamkeit überzeugt war, weshalb sie auch bis heute zu meinem täglichen Übungsprogramm zählen.

2. Kristall-Qi Gong

Nachdem ich nun bereits 40 Jahre mehr oder weniger konstant Qi-Gong-Formen praktiziert habe, konnte ich mich nicht nur selbst von deren gesundheitsfördernder, kräftigender und energetisierender Wirkung gründlich überzeugen, sondern muss auch immer wieder feststellen, dass ich anscheinend als einer der wenigen Europäer überhaupt Qi Gong in seiner eigentlichen Essenz begriffen und verinnerlicht habe. Denn was mir als jungem Menschen mit meinen spektakulären Selbstheilungen von schwerwiegenden Erkrankungen gelang, erstaunt und verblüfft jedes Mal die meisten heute tätigen Qi Gong-Lehrer und so genannten Meister, obwohl ich mich, im Nachhinein betrachtet, aus heutiger Sicht damals noch in einem Anfängerstadium dieser Kunst befand.

Da ich aber Qi Gong nicht zum Zeitvertreib als Hobby oder weil es „in" war, betrieb, wie es deshalb leider heutzutage viele Menschen praktizieren, sondern es von Anfang an aus gesundheitlichen Gründen ernsthaft und intensiv betreiben musste, weil es nicht nur um meine eigene Heilung ging, sondern letztendlich sogar um mein Überleben angesichts meiner damals ständigen Gesundheitsprobleme, verdanke ich dieser schicksalhaften Herausforderung, dass ich dadurch Einblicke in tiefe energetische wie spirituelle Bereiche erlangte, die den meisten Qi Gong-Lehrern bis heute verwehrt sind.

Hingegen verstand ich im Laufe der Jahre immer mehr die tieferen feinstofflichen Zusammenhänge unseres Seins und wie man deshalb Qi Gong am wirksamsten üben sollte, für sich in seinem Alltag umsetzt und in seinem Leben integriert sowie darüber hinaus auch, wie man Qi Gong mit allen Arten von geistig-energetischen Heilungsmethoden erfolgreich für sich einsetzen und anwenden kann.

Deshalb habe ich mir nun nach vier Jahrzehnten des Übens auch erlaubt, eine eigene Qi Gong-Form zu entwickeln, die sich aus 12 einfach zu erlernenden, aber hochwirksamen Qi Gong-Übungen zusammensetzt, welche mit zu den stärksten aller Qi Gong-Techniken zählen. Ich habe diese Form die „12

Naturbeobachtungen des unsterblichen Taoisten" genannt, da mir schon immer die Art und Weise gefiel, wie alte chinesische Texte in bildhafter und poetischer Sprache Übungen benannten und dadurch direkt schon eine Vorstellung vermittelten, wie diese Übungen auszuführen sind, worauf dabei der Schwerpunkt als Visualisierung gelegt werden sollte und welchem Naturbild sie letztendlich abgeschaut wurden. Denn die alten unsterblichen Taoisten, die oftmals als Eremiten in einsamen Bergeshöhen lebten, lernten am meisten direkt von der Natur selbst, die sie durch ihre Übungen nachempfanden und diese deshalb auch dementsprechend danach benannten.

Diese Art der Namensgebung ist später auch noch in den verschiedenen Kung-Fu-Stilen fortgesetzt worden (z.B. als „Schlangen-Stil, Drachen-Stil, Bären-Stil, Affen-Stil, Kranich-Stil" usw.), sodass man ihnen direkt bis heute noch ihren Ursprung anmerkt, der auf die jeweiligen typischen Bewegungsformen dieser einzelnen Tiere zurückgeführt werden kann und von denen sie abgeleitet und als Übungen weiterentwickelt wurden.

Meine neu entwickelte Form aus 12 kraftvollen und hochwirksamen Übungen, die ich ab dem 2. Ausbildungsgrad zusammen mit einer weiteren sehr wirkungsvollen traditionellen Qi Gong-Form vermittle, ist von mir so konzipiert und zusammengestellt worden, dass sie den gesamten Körper gleichermaßen durchtrainiert, eine möglichst starke Energiefreisetzung bewirkt und darüber hinaus die eigene Lebensessenz deutlich vermehrt sowie die Widerstandskräfte und unser Immunsystem stärkt.

Man hält sich mit dieser Übungsserie körperlich fit, wird und bleibt flexibel und beweglich, erlangt ein gutes Koordinationsvermögen und fühlt sich danach geistig und seelisch gestärkt und erfrischt. Trotzdem ist diese Übungsserie nicht schwer zu erlernen und wenn man die einzelnen Übungen einmal verinnerlicht hat, kann man diese leicht innerhalb von 20 – 30 Minuten ausführen und wird erstaunt über die starke energetische Auswirkung sein, die in so kurzer Zeit hervorgerufen wird und die noch den ganzen Tag über spürbar ist.

Doch wie ich bereits in der Einführung zu diesem Buch erwähnte, eröffnete sich mir im Laufe der vielen Jahre, in denen ich als Heiler arbeitete und immer mehr die Energie der Kristalle und Heilsteine als starke Ergänzung hinzu nahm, einfach zunehmend die Möglichkeit, die Kunst des Qi Gong mit dem Einsatz von Edelsteinen und vor allem Quarzkristallen zu verbinden, da beide, sowohl Qi Gong als auch die Anwendung von Quarzkristallen, gleichermaßen und doch auf ganz unterschiedliche Weise den feinstofflichen Energiefluss durch die Akupunkturbahnen unseres Körpers stärken.

Diese Bahnen verlaufen nämlich durch unser Bindegewebe und wurden inzwischen sogar von wissenschaftlicher Seite als feinste elektromagnetische Ströme identifiziert sowie auch die bekannten Akupunkturpunkte, die sich tatsächlich durch höhere Spannungsladungen hervorheben und nachweisen lassen und die deshalb auf therapeutische Nadelungen (mit Akupunkturnadeln aus Metall) besonders sensibel reagieren und somit für Selbstheilungszwecke stimuliert werden können.

Nicht umsonst war in der traditionellen chinesischen Medizin der früheren Zeit neben der Akupunktur und der Kräuterheilkunde gerade das Qi Gong, das chinesische Ärzte regelmäßig mit ihren Patienten übten, das A und O jeder Selbstheilung und der eigentliche Schwerpunkt der medizinischen Anwendungsmöglichkeiten.

Denn ohne die eigene Lebensenergie durch entsprechende tägliche Qi Gong-Übungen zu stärken und aufzubauen, konnten auch sämtliche anderen Anwendungen wie Akupunktur und Heilkräuter etc. nicht wirklich viel ausrichten, da bei erkrankten Menschen schlicht und ergreifend zu wenig grundlegende Lebensenergie vorhanden ist.

Umgekehrt konnte ich aber immer wieder die Erfahrung machen, dass sich gerade durch die Kombination von bestimmten Kristallen mit bestimmten Qi Gong-Übungen beide einander unglaublich intensiv verstärkten und potenzierten, sodass bei mir unglaubliche Selbstheilungsprozesse wie auch lichtvolle spirituelle Erfahrungen geschahen, die unbeschreiblich waren und die man einfach selbst erleben muss, um sie nachvollziehen zu können!

In der Ausbildung des KRISTALL-KI-DO® ist die zweite Übungsform im Schwerpunkt „Kristall-Qi Gong", die ich vermittle, eine der ältesten existierenden und ursprünglichsten Tai Chi-Formen überhaupt, bei der man noch deutlich das ehemalige Spielen mit feinstofflichen Energiebällen erkennen kann, das es einstmals als reine Qi Gong-Form vor langer Zeit war und aus dem später die Selbstverteidigungstechniken des Tai Chi Chuan modifiziert wurden. Diese Form, genannt „Die 15 Bewegungsformen des Tai Chi", ist aber im Gegensatz zu bekannten klassischen Tai Chi-Formen mit ihren langatmigen Übungsfolgen und Wiederholungen sehr leicht zu erlernen, ebenfalls in kurzer Zeit durchzuführen und hat eine stärkere körperlich aufbauende und vitalisierende Wirkung als die später entstandenen Tai Chi-Stile und -Formen. Darüber hinaus lässt sie einen konkret die eigene Lebensenergie erfahren, wenn sie mit den von mir wieder entdeckten Chi-Prinzipien auch tatsächlich so geübt wird und man sich beim Durchführen dieser Form vorrangig auf diese Energieprinzipien konzentriert.

Durch ihre natürlichen und einfachen Bewegungsmuster ist diese Form geradezu prädestiniert, um mit natürlichen Nadelquarzen sowie mit „Laserkristallen" aus Bergkristall oder anderen Quarzarten kombiniert zu werden, was dann in den folgenden Ausbildungsgraden auch geübt wird, nachdem zuvor diese Form erlernt und verinnerlicht wurde.

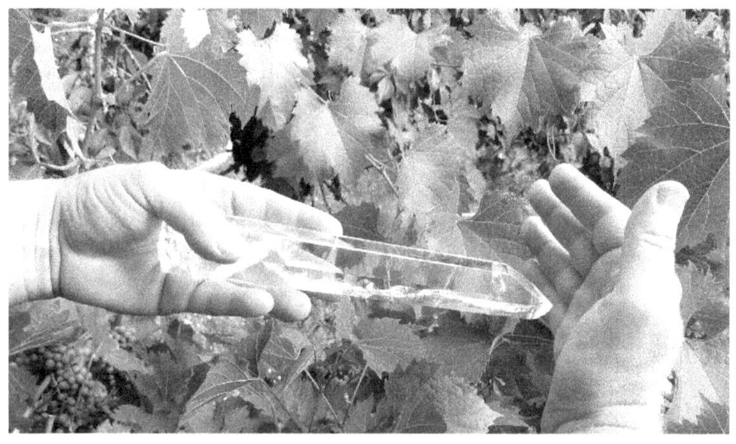

Stufenweise werden wir dann bei dieser Qi Gong-Form natürliche Nadelquarze wie auch speziell geschliffene „Laserkristalle" einsetzen und dabei erstaunt feststellen, wie diese einem ein zusätzliches Energiepotenzial ermöglichen, das man im Laufe der Zeit lernt zu bündeln, zu konzentrieren und für Heilungszwecke aller Art, aber auch für Chakrenarbeit, Selbstverteidigungszwecke bis hin zu umfassender Energiearbeit und regelrechtem Manifestieren von Energiefeldern zu verwenden.

Ergänzend werde ich während der Ausbildung in KRISTALL-KI-DO® noch viele weitere Einsatzmöglichkeiten unterschiedlichster Kristallarten vorstellen, diese beim Üben zur Verfügung stellen und einsetzen, bis hin zu der Möglichkeit, dass jede/r Teilnehmer/in während dieser Kristall-Qi Gong-Übungen zusätzlich auch noch große Einzelkristalle bis hin zu Erdenhüter-Kristallen verwenden kann, die einem unvorstellbare Energie-Erfahrungen ermöglichen und die sich positiv auf sämtliche Bereiche und Schichten unseres Seins auswirken werden. Dabei erfährt man auf natürliche Weise bereits die unterschiedlichen Energiequalitäten der wichtigsten Quarzarten, wenn diese jeweils abwechselnd bei den einzelnen Ausbildungsgraden erläutert, kennen gelernt und gleich zur praktischen und konkreten Erfahrung beim Kristall-Qi Gong eingesetzt werden.

Darüber hinaus werde ich dann beim 8. und 9. Grad, der violetten und schwarzen Schärpe, eine einzigartige und bisher unbekannte Qi Gong-Form unterrichten, die zwar schon sehr lange besteht, aber im alten China nur von Meister zu Meisterschüler weitergegeben wurde und als einzige Qi Gong-Form schon seit frühester Zeit an die Lehre des Buddhismus gekoppelt war und in Klöstern gemeinsam gelehrt und praktiziert wurde.

Diese Form zeichnet sich durch besonders intensive, kraftvolle und schnelle Bewegungen aus, die zudem mit einer ganz speziellen intensiven Atemtechnik kombiniert werden und dadurch eine unglaublich starke energetische Auswirkung haben. Es ist eine sehr anspruchsvolle Form, die erst problemlos geübt und ausgeführt werden kann, nachdem das eigene Energiefeld bereits durch mehrere Jahre Vorübung mit anderen Qi Gong-Formen vorbereitet wurde und der Übende schon eine längere Atemschulung in Kombination mit seinen bisher erlernten Qi Gong-Formen durchlaufen hat.

Doch wenn man diese spezielle Übungsabfolge einmal beherrscht, ist sie sehr schnell in kurzer Zeit auszuführen und setzt während des Übens so viel feinstoffliche Lebensenergie frei, dass man daraufhin den ganzen Tag voller Energie und äußerst leistungsfähig ist und wesentlich weniger Schlaf braucht als zuvor. Deshalb eignet und empfiehlt es sich, diese Qi Gong-Form am Morgen zu üben, da man damit mehr als ausreichend Energie für sein Tagewerk freisetzt und anschließend zur Verfügung hat.

Im 9. und 10. Ausbildungsgrad (der schwarzen Meister- und regenbogenfarbenen Großmeister-Schärpe) werde ich schließlich als krönenden Abschluss im Bereich des Kristall-Qi Gong eine von mir persönlich kreierte Form präsentieren und vermitteln, die die Essenz meiner lebenslangen Erfahrung und Entwicklung des Kristall-Qi Gong und Kristallarbeit darstellt und bei der es letztendlich darum gehen wird, über die üblichen Ziele hinaus insbesondere spirituelle Inhalte und heilsame Energiefelder zu erschaffen, die sich bei zunehmender Übung immer schneller in der physischen Ebene energetisch umsetzen, ausdrücken und tatsächlich auch manifestieren.

Diese Form geht noch einmal weit über die herkömmlichen Ziele bekannter Qi Gong-Formen hinaus und hat als Schwerpunkt nicht mehr gesundheitliche oder energiefördernde Zwecke, dient auch nicht als Kraft spendende Basis für Kampfkünste und Selbstverteidigung, sondern alleine dazu, seinem eigenen göttlichen Geist, den man im Laufe seines Weges immer mehr freisetzt und verwirklicht, auf der physischen und irdischen Ebene zum

Ausdruck zu verhelfen und das göttliche Licht der Urquelle auf die Erde zu bringen, damit es sich entsprechend heilsam und bewusstseinstransformierend auswirken kann.

Das heißt, dass es bei dieser Form nicht mehr nur um fließende und gebündelte Bewegungsabläufe geht wie bei üblichen Qi Gong-Formen, sondern dass man mit Hilfe der verwendeten „Laserkristalle", die man wie regelrechte „Zauberstäbe" benutzt (wie sie die früheren keltischen Druiden und auch mein Schamanenlehrer Don Eduardo einsetzten), geistige Lichtenergien derart hochschwingend und konzentriert bündelt, um Bewusstseinsräume und Energiefelder zu erschaffen, die anschließend den unterschiedlichsten heilsamen wie spirituellen Zwecken dienen sollen.

So wird es einem neben den bisher erlernten Anwendungen zur Heilung und Selbstheilung darüber hinaus möglich, natürliche Energiefelder und Kraftplätze zu erschaffen, von denen die Natur, Tiere und Pflanzen profitieren können. Oder auch Bewusstseinsräume zu erschaffen, in denen sich Gruppen von Menschen spirituell betätigen, gemeinsam meditieren und spirituelle Heilungsarbeit durchführen können und dabei automatisch in höhere und lichte Schwingungen versetzt werden. Letztendlich kann man diese Form als grundlegende Übung für sein zukünftiges Leben verwenden, um das Schöne, Heilsame, Lichte und Göttliche auf seine ganz persönliche Art und Weise individuell und konkret erfahrbar zum Ausdruck zu bringen und in seinem Leben zu manifestieren.

Diese beiden letztgenannten Meisterformen des Kristall-Qi Gong wurden von mir bisher noch nie unterrichtet und habe ich in meiner 30-jährigen Seminartätigkeit noch an niemand weitergegeben, da hierfür einfach eine jahrelange entsprechende Vorübung unerlässlich ist, um nicht zu riskieren, dass die dadurch freigesetzten Energie- und Lichtströme bei den Menschen Schäden anrichten, die auf derart starke Energiefelder nicht vorbereitet sind, weil bei ihnen die feinstoffliche Energiesysteme und Akupunktur-leitbahnen noch verstopft, verschlackt oder zu wenig aufnahmebereit sind.

Daher ist es mir eine besonders große Freude und hoffe ich darauf, mit dieser Ausbildung vor allem jüngere Menschen zu finden und anzusprechen, die ernsthaft gewillt sind, diesen Weg zu gehen, und die fest entschlossen sind, regelmäßig zu üben, und spirituell so reif sind, dass sie in diesem Leben den spirituellen Weg wirklich bis zum Ende gehen. Dabei werden sie ihr eigenes geistiges Erwachen bis hin zur Erleuchtung und zum geistigen Durchbruch erfahren und sich nicht mehr durch Verstrickungen in der materiellen Welt von diesem letzten Ziel abhalten lassen, welches letztendlich jede reife spirituelle Seele für sich anstrebt und tief im Inneren für sich herbeisehnt.

3. Geistiges Heilen und Handauflegen

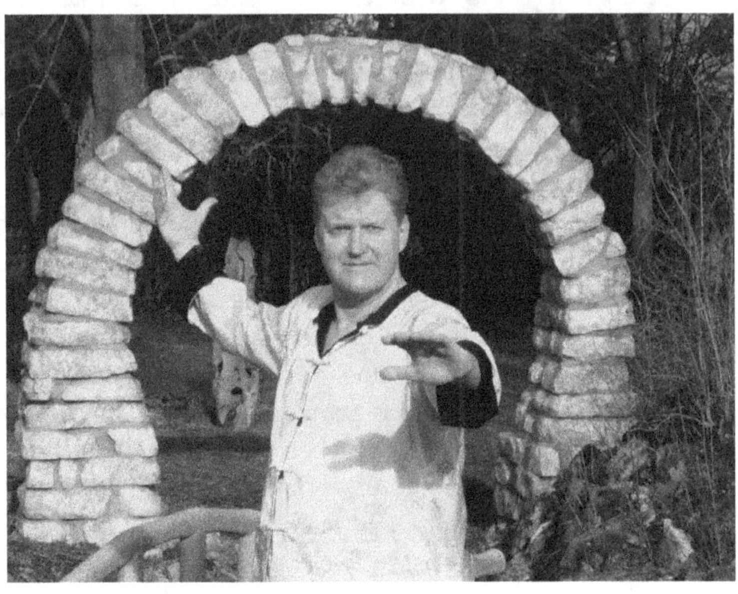

Diesem Bereich widmete ich mich in meinen jungen Jahren besonders intensiv, da ich damals förmlich darauf versessen war, alles zu lernen, was es darüber zu lernen gibt, und bei möglichst vielen Geistheilern wie auch in unterschiedlichsten Systemen geistigen Heilens Erfahrungen zu sammeln. Dazu besuchte ich Seminare bei Diana Craig, der damaligen Präsidentin des englischen Geistheilerverbandes, lernte alle möglichen Methoden des Handauflegens und geistigen Heilens im europäischen Kulturraum wie auch von indianischen Schamanen und besuchte auf Einladung eines Geistheilers auch für mehrere Monate die Philippinen.

Dort konnte ich etwa 30 ganz unterschiedlich arbeitende Geistheiler bei ihrer spektakulären Arbeit beobachten und ihnen assistieren, während sie in den Körpern ihrer Patienten allein mit den Händen die unglaublichsten Eingriffe vollführten, z.B. Krebsgeschwüre oder Fremdkörper aus erkrankten Körpern heraus operierten oder verfaulte Zähne mühelos mit zwei Fingern zogen, indem sie dabei geistige Heilungsenergie durch die Finger fließen ließen. Aber auch äußerst exotische Heilformen lernte ich dabei kennen, dass beispielsweise begnadete Heiler unter Zuhilfenahme eines meiner Finger regelrechte Skalpellschnitte bei ihren Patienten ausführten und anschließend mit rostigen Scheren oder primitivsten Hilfswerkzeugen mehrere Krebstumore aus einer Brust herausschnitten, ohne dass die betroffene Patientin dabei starke Schmerzen empfunden hätte.

So beeindruckend es damals für unser materiell verhaftetes Verständnis der Welt auch sein mochte, so fühlte ich mich doch gleichermaßen von diesen Heilmethoden innerlich abgestoßen, da sie letztendlich nur die Arbeit von Chirurgen imitierten, auch wenn die Resultate wie auch die energetischen Geschehnisse äußerst verblüffend waren und selbst von anwesenden Medizinern oder bei anschließenden Laboruntersuchungen nicht erklärt werden konnten.

Ein kleiner unscheinbarer Reisbauer hingegen gefiel mir damals am besten und war in meinen Augen der Größte aller philippinischen Heiler, da er es vermochte, innerhalb kürzester Zeit Hunderte von Menschen mit seiner Methode zu heilen. Dazu schüttelte er lediglich ein kleines Fläschchen mit Kokosnussöl in der Luft, während er voller Inbrunst den Heiligen Geist bat, sich in dieses Ölfläschchen zu ergießen. Anschließend kippte er jeweils nur einen kleinen Schuss daraus in bereitgestellte große 1-Liter-Ölflaschen, die Dorfbewohner aus den umliegenden Dörfern mitgebracht hatten. Anfangs enttäuscht, dass ich mühevoll eine tagelange Anreise auf mich genommen hatte, nur um diesen Menschen dann sein Ölfläschchen schwenken zu sehen, musste ich mein vorschnelles Urteil revidieren. Sämtliche anwesenden Menschen, die aus allen Himmelsrichtungen herbei geströmt waren, versicherten mir ernsthaft und glaubwürdig, dass sie mit diesem von dem Heiler „imprägnierten Kokosöl" jedes Mal heimgegangen waren und damit durch innere wie äußere Anwendung dieses Öls ihre ganze Verwandtschaft, Familie und Freunde von allen möglichen Beschwerden und sogar schweren Erkrankungen hatten heilen können.

Da ich schon damals die Hauptaufgabe meines Wirkens als spiritueller Lehrer darin sah, den Menschen zukünftig die Kraft ihres Geistes zu offenbaren und näher zu bringen und sie zu lehren, wie sie diese sinnvoll und heilsam einsetzen könnten, war dieser kleine, alte philippinische Reisbauer die Mensch gewordene Tatsache meiner inneren spirituellen Geisteshaltung, dass unser Geist zu allem fähig ist und wenn man sich auf das Wesentliche beim Geistigen Heilen konzentriert, es keine unnötigen Ausschmückungen oder Kopieren von medizinischen Vorgehensweisen braucht.
Deshalb machte ich mich anschließend daran, sämtliche Methoden und Formen geistigen Heilens auf ihre gemeinsamen Gesetzmäßigkeiten und grundsätzlichen Wirkprinzipien sowie auf ihre wirkliche geistige und spirituelle Essenz hin zu überprüfen. Denn mir war zu jener Zeit bereits klar, dass bei vielen spektakulären Heilungen, die ich beobachten durfte, die scheinbar „weggeheilten" Krankheiten oftmals nach einigen Wochen oder Monaten wiederkehrten, wenn sich bei den Patienten in ihrem Geist nicht wirklich etwas geändert hatte, sie keine inneren Transformationsprozesse durchlaufen hatten oder nicht bereit waren, ihr Leben grundlegend zu ändern und ihr Herz in Liebe und Mitgefühl zu allen Wesen zu öffnen.

Daraufhin erkannte ich, dass selbst bei so unterschiedlichen Heilmethoden wie exotischen und schamanischen archaischen Ritualen genauso wie bei bizarren philippinischen Geistheilungstechniken wie auch bei normalem Handauflegen europäischer Heiler oder beim Reiki letztendlich immer die dahinter stehenden Prinzipien und Wirkmechanismen ausschlaggebend dafür waren, inwiefern eine Heilung wirklich dauerhaft war und sich tiefgreifend auswirkte. Ob sie sich konkret physisch manifestieren konnte und schließlich zu einem inneren seelischen wie spirituellen Wachstum des Patienten führte, sodass er seine Krankheit nicht mehr brauchte, um bestimmte innere Wachstumsschritte zu vollziehen oder sich von unheilsamen Strukturen aus seinem Leben zu lösen.

Im Laufe der Jahre durchschaute ich auch immer besser die dahinter liegenden spirituellen Prinzipien und Gesetzmäßigkeiten von Krankheiten, Gesundheit, Schicksalsschlägen, chronischen Erkrankungen, Erbkrankheiten usw., was Menschen so alles widerfahren kann, und dass geistiges Heilen natürlich eine viel tiefgreifendere und umfassendere Auswirkung und Verständnis haben muss, als nur äußerliche körperliche Symptome „weg zu machen". Leider ist dies bis heute in unserer modernen Medizin noch immer das einzige Ziel und wird als alleinige Heilung definiert, obwohl die Menschen nach solchen Behandlungen oft noch kränker als zuvor werden, wie man bei vielen Betroffenen feststellen kann und in persönlichen Gesprächen von ihnen geschildert bekommt.

In den wenigen Jahren, in denen ich mich als Geistheiler betätigte (1986 bis 1994), bevor ich mich nur noch ganz darauf konzentrierte, als spiritueller Lehrer für all diese Methoden tätig zu sein, wurde mir immer klarer und bewusster, dass geistiges und energetisches Heilen der stärkste und effektivste spirituelle Weg überhaupt ist, den man als Mensch gehen kann.

Dabei geht es in erster Linie gar nicht so sehr um die Patienten oder erkrankten Menschen, sondern in Wirklichkeit durchläuft man dabei als Heiler selbst unglaublich starke Entwicklungsprozesse, lernt enorm viel über die feinstofflichen Zusammenhänge des Lebens und gelangt in spirituelle Ebenen und Schichten, die einem zuvor nicht zugänglich waren. Wenn man nicht mehr das Behandeln von Krankheiten in den Vordergrund stellt, sondern bestrebt ist, den ganzen Menschen in seinem Wachstum und Heilwerden zu unterstützen, wird man erfahren, wie man dabei ständig über seine eigenen Grenzen hinaus wächst.

Man erhält niemals zuvor erahnte Möglichkeiten, im Dienst des Universums und einer höheren Macht und Kraft zu wirken, und kann sich deshalb innerhalb eines Lebens von seinen karmischen Altlasten und ehemaligen Verstrickungen mit tausenden Menschen befreien, wozu es normalerweise viele Leben benötigen würde. Denn bei entsprechender Übung und Meditationspraxis wird man bei sämtlichen Heilbehandlungen, die man durchführt, immer wieder Hinweise bekommen, innere Bilder sehen, werden sich Gefühle und Erinnerungen melden, die einem klar machen, dass es keinen Zufall gibt, welchen Menschen man begegnet, und vor allem nicht, welche Patienten und Klienten man als Heiler/in vom Leben zugeführt bekommt, um sie zu behandeln.

Ab diesem Punkt wird die Arbeit als Geistheiler erst richtig interessant und abwechslungsreich und man wird mehr über die tiefen Zusammenhänge des Lebens und unsere menschlichen Verbindungen, die oftmals schon über Tausende von Jahren existieren, verstehen und kennen lernen, als ich es jemals bei einer geistigen, religiösen oder spirituellen Richtung erfahren oder erlebt habe!

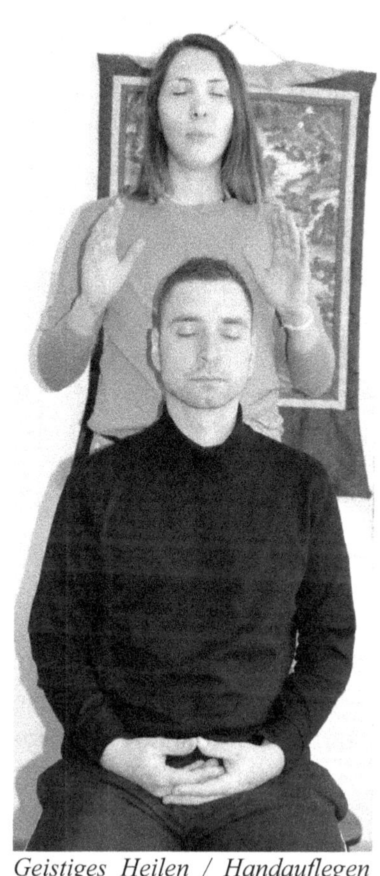

Geistiges Heilen / Handauflegen in die unterschiedlichen Energie-Ebenen der feinstofflichen Körper

Deshalb ist insbesondere dieser Bereich in der Ausbildung des KRISTALL-KI-DO® äußerst spannend wie auch auf allen Ebenen ergiebig, da man gerade in der praktischen Arbeit und Anwendung des Erlernten am meisten über das Leben, sich selbst und die anderen Menschen begreifen und verstehen wird und in kürzester Zeit spirituell reift und zu Erkenntnissen gelangt, die man vorher noch in den Bereich der Märchen und Mythen verbannt hätte.

Gleichzeitig erdet und zentriert einen diese Arbeit wiederum enorm und hilft uns gleichzeitig, angesichts größerer Probleme und schlimmster Krankheiten innerlich gelassen und zuversichtlich zu bleiben, da man lernen wird, sich immer öfter von der eigenen inneren göttlichen Kraft führen und leiten zu lassen und sich ihr im Vertrauen hinzugeben, während man dabei immer mehr beglückende, aufbauende und tief berührende Begegnungen und Begebenheiten erleben wird.

In dieser Ausbildung werde ich deshalb nicht nur alle wichtigen und effektivsten Methoden in Geistigem Heilen und Handauflegen mit zum Teil auch unbekannten Handauflegetechniken und Positionen vermitteln sowie ihre energetischen Entsprechungen erläutern, sondern vor allem immer wieder den Schwerpunkt auf das Wesentliche lenken, nämlich auf die energetische und spirituelle Ebene hinter dem körperlichen Geschehen. Damit wird auch aufgezeigt, dass nicht nur jeder Mensch grundsätzlich ein guter und erfolgreicher Geistheiler werden kann, sondern dass Handauflegen und Geistiges Heilen außerdem ein regelrechtes Katapult auf dem eigenen spirituellen Weg darstellt, wenn man sich bestimmte spirituelle Gesetz-mäßigkeiten und Zusammenhänge bewusst macht, auf diese achtet und als Prinzipien in seinem gesamten Leben übt (und nicht nur während gelegentlicher Energiebehandlungen).

Natürlich werde ich während der Ausbildung auch immer wieder Beispiele aus verschiedenen Religionen und Kulturen anführen, um zu verdeutlichen, worum es eigentlich geht und wie die Zusammenhänge zu sehen sind. Doch liegt es mir auch hier am Herzen, all die zu beobachtenden Phänomene zunächst aus rein energetischer Sicht zu erklären. Eine solche Betrachtungsweise - frei von religiösen Dogmen und Prägungen - ermöglicht ein tiefgreifendes, intellektuelles Verständnis, bei dem man geistig unbeeinflusst von spezifischen Prägungen oder religiösen Ausrichtungen bleibt. Denn das ist wichtig, wenn man zukünftig Menschen aus verschiedenen Kulturkreisen oder Religionen behandeln oder unterstützen möchte, damit man sie in ihrer Glaubensvorstellung nicht vor den Kopf stößt oder einseitige religiöse Prägungen nicht miteinander kollidieren oder Kontroversen entstehen.

Dabei kann es bei jedem zu einem tiefen und umfassenden spirituellen Verständnis kommen, das jenseits aller Religionen liegt. So kann man der gemeinsamen Wahrheit, die allen Religionen zugrunde liegt und hinter ihnen steht, persönlich viel näher kommen, als es einem von der eigenen kulturellen Prägung her sonst möglich gewesen wäre.

Im Lauf der Ausbildung werden auch Fragen zu den unterschiedlichsten Richtungen des Geistigen Heilens ausführlich erörtert, z.B. was es in Wirklichkeit mit den Reiki-Schulen, ihren unterschiedlichen Symbolen und so genannten Einweihungen auf sich hat oder wie die Materialisationen und Dematerialisationen bei philippinischen Geistheilern aus wissenschaftlicher wie spiritueller Sicht zu erklären sind, wie schamanische Heilmethoden wirken und durchgeführt werden, was es mit Gesundbeten, Verfluchungen, Verhexungen, schwarz-magischen Angriffen, Erscheinungen Heiliger usw. auf sich hat. Das alles sind Bereiche, die bei diesem Thema üblicherweise auftauchen, Randerscheinungen sein können oder einen auch persönlich beschäftigen können und verstanden werden müssen, will man sich später als Geistiger Heiler betätigen.

Andere wichtige Themen der Ausbildung sind praktische Energiegesetze, die man als Heiler beachten muss, um zum Beispiel keine Symptome kranker Menschen zu übernehmen oder eigene Energie zu verlieren, worüber ebenfalls Geistheiler immer wieder klagen, die zwar schon jahrelang professionell arbeiten, sich aber offenbar nicht der tieferen energetischen Zusammenhänge dieser Arbeit bewusst sind und daher oftmals nicht meisterlich damit umzugehen verstehen.

Über all diese Zusammenhänge werde ich in den einzelnen Ausbildungsgraden ausgiebig informieren, Techniken dazu anleiten sowie gemeinsam Behandlungen üben lassen, damit alle Teilnehmer ein entsprechendes Basiswissen und innere Sicherheit beim Arbeiten mit Geistiger Heilung und Handauflegen entwickeln.

In den fortgeschritteneren Graden wird während der Ausbildung dann noch die Kombination mit allen Arten von Quarzkristallen wie auch sämtlichen bunten Heilsteinen und Mineralien unterrichtet und geübt, da es mit zu den stärksten Behandlungsmethoden überhaupt gehört, wenn Handauflegen und der Einsatz von Heilsteinen miteinander kombiniert werden.

Nicht umsonst berichteten in meinen Seminaren Hunderte von Menschen immer wieder von dem Gefühl, als ob ihnen während einer Behandlung ein Dutzend Hände aufgelegt würden, und sahen manche von ihnen in inneren Bildern sogar, dass ihnen währenddessen Engelwesen oder Lichtwesen beistanden, sie segneten oder ihnen auch Hände auflegten.

Bei dieser Kombination wird man auch erleben, dass sämtliche Behandlungssitzungen und Transformationsprozesse auf diese Weise energetisch enorm beschleunigt und somit zeitlich verkürzt werden können, was natürlich im praktischen Gebrauch und Alltag eines Heilers, Heilpraktikers oder Therapeuten eine große Bereicherung ist, viel Zeit spart und außerdem eine stärkere und ganzheitlichere Wirkung beim Klienten hervorruft, die bis tief in seelische wie geistige Schichten reicht.

Während der fortgeschrittenen Grade der Ausbildung werde ich darüber hinaus auch noch speziellere und exotischere Formen des geistig-energetischen Heilens unterrichten, wie z.B. beim 8. Grad (der violetten Schärpe) die Durchführung von „Clearings" von Einzelpersonen, durch die man anhaftende Fremdenergien oder -wesenheiten, schwarzmagische Angriffe, ehemalige Verfluchungen und Verwünschungen sowie auch unterbewusste Selbstzerstörungsprogramme auflösen kann und in tiefer liegende Energieschichten der einzelnen Chakren gelangt, die bei herkömmlichen Handauflegemethoden nicht so leicht aufzulösen sind oder sich gar nicht zeigen. Dabei werden ebenfalls ganz spezifische Heilsteine und Kristalle vorgestellt und eingesetzt, welche diese Arbeit verstärken, erleichtern und es überhaupt erst ermöglichen, bis in die tiefsten Bewusstseinsschichten eines Betroffenen vorzudringen und derartig negative, zerstörerische Energiemuster aufzulösen, die wesentlich häufiger vorkommen, als man allgemeinhin annimmt.

Beim 9. Grad (der schwarzen Schärpe) werde ich die vorhin schon erwähnte „indianische Lichtakupunktur" unterrichten und gemeinsam üben lassen, die insgesamt noch einmal eine energetische Steigerung darstellt und alle bisher erlernten Methoden des Geistigen Heilens wunderbar ergänzt und vervollständigt. Durch den entsprechenden Einsatz von spezifischen Laserkristallen (als lange Behandlerstäbe speziell geschliffen) in Kombination mit höchsten Geistheilungstechniken erreicht man, dass kosmische Lichtenergie derart gebündelt auf bestimmte Energiepunkte des Körpers einstrahlt, dass es zu unglaublichen Heilungs- und Selbstheilungsreaktionen kommen kann, wie man sie vorher nie für möglich gehalten hätte.

Durch meine Weiterentwicklung dieser Methode geschieht es oftmals, dass viele der „Behandelten" in kürzester Zeit Rückerinnerungen an frühere Leben bekommen, in denen sie verwundet wurden, schwerste Verletzungen erlitten oder durch äußere Einflüsse und Angriffe starben. Sie erkennen dabei, wie diese Ereignisse ihre Handicaps, Schwachstellen oder Krankheiten im jetzigen Leben verursacht haben und dass ihre Beschwerden und Schwächen oft nichts anderes sind als eine komprimierte energetische Erinnerung in ihrem Energiesystem, welche sich meistens schon während einer solchen Behandlung vollständig auflösen lässt.

So können unglaubliche Selbstheilungsreaktionen beobachtet werden, die man niemals für möglich gehalten hätte, und bietet sich mit dieser Methode eine meisterliche Behandlungsform an. Mit ihr kann man nicht nur in kürzester Zeit äußerst effektiv auf alle möglichen körperlichen Schwachstellen positiv und heilsam einwirken, sondern darüber hinaus auch Menschen von Traumata erlösen, die tief in ihrem Geist verankert sind und deren sie sich deshalb bis zu diesem Zeitpunkt gar nicht bewusst waren.

Da diese komprimierte Energiearbeit aber im Energetischen wie Feinstofflichen so etwas wie dem Einsatz des Skalpells eines Chirurgen auf unserer physischen grobstofflichen Ebene entspricht, habe ich mich ganz bewusst entschieden, diese Behandlungsform erst beim Meistergrad zu unterrichten, da es sehr viel Verantwortungsbewusstseins, Feingefühls, energetischer Wahrnehmung sowie längerer Erfahrung bedarf, um wirklich gewissenhaft mit dieser Methode arbeiten zu können. Doch möchte ich diese spezielle Methode natürlich all denen nicht vorenthalten, die wirklich ernsthaft gewillt sind, diesen Weg bis zur

Meisterschaft zu gehen und in ihren Erfahrungen durch die vorherigen Ausbildungsgrade dazu herangereift sind.

Beim letzten Grad (der regenbogenfarbenen Schärpe) geht es im Bereich des Geistigen Heilens letztendlich darum, sich nun nach jahrelanger Erfahrung von all den erlernten Techniken wieder zu lösen, um sie intuitiv so einzusetzen, wie sie gerade gebraucht werden oder sich am effektivsten darstellen. Dabei lässt man sich dann ausschließlich nur noch von seinem eigenen höheren göttlichen Selbst führen und spürt, was von Fall zu Fall jeweils als wirksamste Form der Heilung eingesetzt werden sollte bzw. beim Gegenüber benötigt wird.

Zusätzlich werde ich noch weiterführende Techniken zur Chakren-Arbeit mit Laserkristallen vorstellen und wie mit ihnen intuitiv gearbeitet werden kann, wenn man sich der feinstofflichen Energieebene bewusst ist und sich von einer höheren Macht leiten lässt und gelernt hat, sich dieser immer mehr hinzugeben. Wie bei jedem guten Meister einer Handwerkskunst ist es aber auch an dieser Stelle unerlässlich, dass man bis dahin entsprechend oft geübt hat, seine sämtlichen Handwerkzeuge wirklich meisterlich einzusetzen, dass man über ausreichend Erfahrung verfügt und in der Lage ist, sämtliche energetischen wie spirituellen Gesetzmäßigkeiten, die man erlernt hat, auch tatsächlich umzusetzen, zu leben und anzuwenden.

4. Fernheilungs-Techniken und -Meditationen

Dieser Schwerpunkt in der Ausbildung des KRISTALL-KI-DO® dürfte für viele Menschen wohl am exotischsten klingen, da sie sich wahrscheinlich nicht vorstellen können, dass wir als Menschen alleine durch unseren Geist auf kurze oder weite Entfernungen konkret erfahrbare Ergebnisse erzielen können bzw. dass der Empfänger tatsächlich eine intensive Wahrnehmung oder Wirkung solcher gesendeter Fernheilungsenergien spüren und benennen kann. Wenn allerdings Menschen ohne oder mit nur geringer Meditationspraxis ihre ersten Versuche und Erfahrungen damit machen, anderen Menschen geistige Heilungsenergien schicken zu wollen, gelingt das tatsächlich in den meisten Fällen zunächst nicht.

So machte ich bereits vor 30 Jahren in meinen ersten Seminaren immer wieder die Erfahrung, dass Fernheilung für die meisten Teilnehmer, die sich noch wenig oder überhaupt nicht mit dieser Thematik beschäftigt oder auseinander gesetzt hatten, eine schwierige Herausforderung darstellte. Das lag schlichtweg einfach daran, dass sie bis dahin nie gelernt hatten, ihren Geist für längere Zeit auf einen bestimmten Gedankeninhalt, Bewusstseinszustand oder Körperbereich des Empfängers zu konzentrieren, und daher auch nicht gezielt und gebündelt geistige Energien dorthin senden konnten.

Viele Menschen leiden außerdem auch noch unter Konzentrationsschwäche, was ihnen vielleicht gar nicht bewusst ist, weil sie es gewohnt sind, dass ihr Geist regelmäßig immer wieder abschweift und wie ein Floh zwischen unterschiedlichsten alltäglichen Themen hin und her springt. Dadurch tun sie sich dann anfangs oftmals schwer, wenn sie sich nun plötzlich für längere Zeit gedanklich ganz auf eine Sache konzentrieren müssen und sich nicht durch andere Gedanken ablenken lassen dürfen.

Doch habe ich nicht nur spezielle, einfach zu erlernende Übungen entwickelt, die helfen, dieses Problem zu beheben, sondern darüber hinaus auch schon zu Beginn meiner Lehrtätigkeit recht schnell herausgefunden, dass sich bereits faustgroße einzelne Quarzkristalle oder noch größere Erdenhüter-Kristalle wunderbar einsetzen lassen, um als energetischer Verstärker für gesendete geistige Heilungs-energien genutzt zu werden.
Wenn man diese Kristalle energetisch programmiert und zielgerichtet einsetzt, funktionieren sie wie eine Art Antenne oder Sendemast und können z.B. auf die „geistige Wellenlänge" einer einzelnen Empfängerperson ausgerichtet werden. Versteht man außerdem noch bestimmte energetische Grundprinzipien von Fernheilungen und wendet diese richtig an, sind alle Teilnehmer solcher Fernheilungsmeditationen mit größeren Quarzkristallen immer wieder aufs Äußerste erstaunt gewesen, wie deutlich, intensiv und mühelos ihnen solche Fernheilungen gelangen. Dabei waren Sender und Empfänger solcher Fernheilungsmeditationen immer wieder auf das Höchste erstaunt, dass ihre Wahrnehmungen von energetischen Phänomenen bis hin zu inneren Bildern, die dabei auftauchten, meistens exakt übereinstimmten, obwohl eine räumliche Distanz zwischen ihnen lag und sie während des Sendens bzw. Empfangens keinerlei physischen Kontakt miteinander hatten.

Von Seiten der Wissenschaft ist durch seriöse Experimente, die von bekannten führenden Wissenschaftskapazitäten durchgeführt wurden, schon vor Jahren nachgewiesen worden, dass durch geistige Energien, die von meditierenden Gruppen gemeinsam ausgesendet werden, z.B. ein frei schwebendes Pendel in einer Glasbox bewegt werden konnte, das sich mehrere Kilometer entfernt befand. Darüber hinaus wurde in weiteren Experimente bewiesen, dass auf diese Weise nicht nur Fernheilungen möglich waren, die bei den jeweiligen Empfängern tatsächlich ankamen, gespürt wurden und sich in deren physischer Realität auch deutlich umsetzten. Sogar Umweltverschmutzungen von ganzen Landschaften, Gegenden, die von Gewalt, Terror und Krieg belastet waren, bis hin zu Gefängnissen, in denen es immer wieder zu heftigen Gewaltausbrüchen kam, reagierten allesamt positiv auf solche gesendeten Fernheilungs-energien, was sich statistisch nachweisen ließ!

Trotzdem werden solche wissenschaftlich nachgewiesenen Fakten immer wieder von unseren so genannten Wissenschafts-Eliten und tonangebenden Führungsschichten abgelehnt, negiert oder ins Lächerliche gezogen, weil deren materialistisch ausgerichteter Verstand sich noch nicht für diese höheren Realitäten öffnen kann und leider immer noch gilt: „Es kann nicht sein, was nicht sein darf!" Doch ähnlich reagierten vor 100-200 Jahren die Menschen auch auf die Erfindung von Telefon, Fernsehen und elektrischem Strom usw. und es dauert statistisch gesehen im Durchschnitt etwa immer 100 Jahre, bis sich neue wissenschaftliche Erkenntnisse tatsächlich auch in einer breiteren Be-völkerungsschicht durchgesetzt haben und als Allgemein-wissen anerkannt sind.

Auch sehe ich diese Arbeit als eine wichtige Vorreiterrolle für die globale menschliche Zukunft, in der sich die Menschheit als Ganzes in diesem Jahrhundert bzw. Jahrtausend zunehmend ihrer geistigen Fähigkeiten und Kräfte immer mehr bewusst werden wird. Mit meiner Arbeit möchte ich hierzu wertvolle Impulse und Anregungen geben, wie man seinen Geist sinnvoll und heilsam auf effektive und natürliche Art und Weise zur Heilung anderer Wesen und sogar von Mutter Erde selbst einsetzen kann. Vielleicht werden diese Methoden eines Tages von einer größeren breiten Masse aufgegriffen und wird man dann staunend erfahren und erkennen, welche Wunder der Mensch vollbringen kann, wenn sich große Gruppen spirituell offener Menschen zusammen finden, um z.B. in gemeinsamen Fernheilungsmeditationen heilsam auf größere Probleme einzuwirken, wie sie sich gerade in den letzten Jahren extrem zuspitzen und für immer mehr Katastrophenmeldungen weltweit sorgen.

Trotz aller wissenschaftlichen Neuerungen und Erfindungen gelingt es uns als Menschheit nicht, dass wir uns zu einer Einheit zusammen schließen und unsere Umweltprobleme, Terrorgefahren und Kriegsgeschehen in den Griff bekommen und diese aufzulösen. Obwohl es uns als Menschheit potenziell schon längst möglich wäre, die Erde in einen paradiesischen Ort zu verwandeln, ist die Menschheit auf der physischen Ebene einfach noch zu sehr zerstritten und egozentrisch, teilt sich lieber auf, diskutiert und dividiert sich auseinander, anstatt sich als eine Einheit wahrzunehmen und zusammen zu schließen. Daher ist auch die Erde immer noch mit künstlich gezogenen Grenzen zerschnitten, die meistens vehement und gewaltsam gegeneinander verteidigt werden. Letzten Endes wird aber die einzige Lösung aller existierenden globalen Probleme genau darin bestehen, dass genügend reife und spirituelle Menschen ein Umdenken herbei führen und mit gemeinsamen Fernheilungs- und Friedens-Meditationen in Großveranstaltungen zum globalen

Erwachen beitragen bzw. dieses überhaupt erst initiieren werden.

Dabei werden gerade die riesigen und seltenen Erdenhüter-Kristalle eines Tages auch noch eine wesentliche und wichtige Rolle spielen, wie ich es bereits vor mehreren Jahrzehnten immer wieder in inneren Visionen während meiner Meditationen empfing. Ich sah dabei ganze Fußball-Stadien mit zig tausenden Menschen gefüllt, die sich gemeinsam zu Fernheilungsmeditationen zusammen finden, während im Zentrum dieser Menge mächtige Erdenhüter-Kristalle aufgestellt sind, die die ausgesendeten mentalen Fernheilungsenergien millionenfach verstärken, sie bündeln und gezielt zu den jeweiligen Orten, Gegenden und Landschaften auf der Erde weiterleiten, wo sie dringend benötigt werden.

Vielleicht haben gerade die Teilnehmer meiner Ausbildung in KRISTALL-KI-DO® hier eines Tages eine bedeutende Vorreiterrolle zu spielen. Denn es dürfte kein Zufall sein, dass ausgerechnet mir schon in jungen Jahren aus der geistigen Welt die Aufgabe zuteil wurde, die Erdenhüter-Kristalle aus der ganzen Welt zusammen zu suchen, um sie zur globalen Erdheilung wie auch zur Anhebung und Transformation des menschlichen Bewusstseins einzusetzen, wie ich es bereits vor 15 Jahren in meinen beiden großen Bildbänden über die Erdenhüter-Kristalle ausführlich beschrieben habe.

Nicht nur, dass mir tatsächlich Tausende der schönsten, spektakulärsten und seltensten Arten und Variationen von großen Einzelkristallen wie auch hunderte noch größerer spektakulärer Erdenhüter-Kristalle aus der ganzen Welt zugeführt wurden. Sondern ich durfte darüber hinaus auch in den vergangenen 15 Jahren umfassende und unter-schiedlichste Erfahrungen in der Arbeit mit diesen

Riesenkristallen sammeln und bekam aus der geistigen Welt im Laufe der Jahre immer wieder ganz konkrete deutliche Informationen und Anweisungen, entsprechende Energie- und Schutzkreise aus diesen Erdenhüter-Kristallen aufzubauen. Seitdem entfalten diese nun immer mehr ihre einzigartige Wirkung, worüber ich sowohl auf meiner Website seit Jahren berichte sowie auch ausgiebig in meinem 2. Bildband „Die Steinkreise der Erdenhüter-Kristalle" geschildert habe.

Seit frühester Jugend studierte ich natürlich bei Besuchen von Geistheilern wie auch spirituellen Lehrern und Meistern immer wieder deren mentale Techniken und stellte dabei fest, dass so ziemlich jede Kultur und Religion bestimmte Rituale und Zeremonien durchführt, um Fernheilungswirkungen zu erzielen bzw. dass viele spirituelle wie auch religiöse Richtungen sogar ihre ganz eigenen Fernheilungsmeditationen und Zeremonien entwickelt haben. Doch musste ich diese zunächst wieder von ihrem religiösen Überbau und traditionellen Dogmen befreien, um zu dem Kern der Sache vorzudringen und zu erkennen, dass gerade Fernheilungstechniken und diese Meditationen letztendlich immer denselben Energieprinzipien folgen und deren Wirkung aus geistig-energetischer Sicht einheitlich erklärbar ist.

Es macht keinen Unterschied, ob es sich um schamanische Fernheilungstechniken handelt, um solche aus dem christlichen Kulturkreis oder um buddhistische Meditationspraktiken. Wie beim Geistigen Heilen und Handauflegen müssen auch hier alle denselben energetischen Prinzipien und Gesetzmäßigkeiten folgen, die unserem Leben und unseren geistigen Fähigkeiten zugrunde liegen. Mit diesem Wissen konnte ich langsam ein System von aufeinander aufbauenden Fernheilungsmethoden entwickeln, die sich während der verschiedenen Ausbildungsgrade langsam steigern, gegenseitig ergänzen bzw. logische Weiterentwicklungen darstellen und schließlich sogar zur geistigen Meisterschaft führen können, wenn sie regelmäßig praktiziert werden.

Bei all diesen unterschiedlichen Techniken und Methoden konnte ich jedes Mal die extrem verstärkende und Energie bündelnde Wirkung von eingesetzten Senderkristallen beobachten. Aus diesem Grund werden auch beim Schwerpunkt „Kristall- und Edelsteinlehre" bei jedem Grad der Ausbildung die unterschiedlichsten Energie-schwingungen und Einsatzmöglichkeiten der verschiedenen einzelnen Kristallarten behandelt, die hauptsächlich unterstützend bei den gelehrten Fernheilungsmethoden eingesetzt werden können. Des Weiteren besteht auch die Möglichkeit, - sozusagen als „Sahnehäubchen" bei Fernheilungen - die Empfängerperson noch mit zusätzlichen kleinen Edelsteinen und Kristallen zu unterstützen, sodass ihre geistige Empfangsbereitschaft verstärkt wird und die gesendeten Fernheilungsinhalte deutlicher und klarer empfangen werden können. Das werden wir insbesondere während der Ausbildungs-Seminare nutzen und aus-probieren. Darüber hinaus gibt es natürlich noch viele weitere Einsatzmöglichkeiten, die ich dann in der Ausbildung entsprechend erläutern und in die Arbeit mit einbeziehen werde.

Um konkret die verschiedenen Methoden als wirkliche Fernheilung auf Distanz zu üben und den Teilnehmern der Ausbildung damit intensive Erfahrungen zu ermöglichen, werden sämtliche Fernheilungsmethoden jeweils abwechselnd partnerweise geübt. Dabei wird die eine Hälfte der Teilnehmer vom Seminarraum aus gezielt unter meiner Anleitung die Fernheilungsmeditation durchführen, während die empfangenden Partner sich an einem anderen Ort befinden werden - entweder bei schönem Wetter im Heiligen Hain unseres Zentrums oder bei schlechtem Wetter im Tempelraum der Erdenhüter-Kristalle. So wird gewährleistet, dass diese Fernheilungstechniken möglichst realitätsnah auf räumliche Distanz durchgeführt und erlebt werden. Außerdem wird dadurch vermieden, dass die Sender und Empfänger der Fernheilung sich unterbewusst gegenseitig beeinflussen, wie es vielleicht der Fall wäre, wenn sie sich im selben Raum aufhalten und die Empfänger meine Anleitungen mit anhören würden.

Auf diese Weise werden die Erfahrungen, die man dabei als Teilnehmer sammelt, umso eindrücklicher und wirken sich äußerst motivierend für den weiteren spirituellen Weg aus. Weil man nämlich dabei wahrscheinlich zum ersten Mal die eigenen geistigen Fähigkeiten und mentalen Kräfte ganz real wahrnehmen kann und von den anderen Teilnehmern reflektiert und bestätigt bekommt!
Ab dieser Stufe beginnt meistens ein Umdenken, weg von einem physikalisch und wissenschaftlich geprägten Denken innerhalb eines materiellen Weltbildes. Man erkennt, dass geistige Energien deutlich und konkret wahrgenommen, gesendet und empfangen werden können, und auch, wie man sich dabei mit der göttlichen Quelle des Universums verbinden kann. Dass man während der Fernheilung deutliche Lichtimpulse und geistige Heilungsinhalte empfangen und als Ausführender entsprechend weiterleiten kann und darf und damit zukünftig heilsam für andere

Wesen wie auch sein gesamtes Umfeld wirken kann.

Während des Lehrens von Fernheilungsmeditationen werde ich auch immer wieder geistige wie spirituelle Energiegesetze und Zusammenhänge erläutern, die mit der Zeit bei jedem Teilnehmer immer mehr zu einem umfassenden spirituellen Weltbild heranreifen. Ein sozusagen fast unbemerkter Nebeneffekt davon ist, dass man als Übender und Ausführender solcher Fernheilungsmethoden einen ganz konkreten „Draht" zur göttlichen Quelle des Universums erhält. Mit der Zeit entsteht so ein ganz persönlicher und intimer Bezug sowie eine innere Verbindung zu der geistigen Ebene und göttlichen Quelle, welche die gesamte Schöpfung beseelt und sich als reines Bewusstsein durch das ganze Universum verströmt.

Was jetzt beim ersten Durchlesen für manchen Interessenten vielleicht noch sehr abstrakt oder esoterisch klingen mag, wird sich während der Ausbildung allerdings ganz pragmatisch in der praktischen Durchführung erweisen und allen viel bodenständiger, einfacher und natürlicher vorkommen, als sie es sich zunächst vorstellen können.

Wie man am Ende dieses Buches auch noch einmal in der Übersicht nachlesen kann, habe ich die einzelnen Ausbildungsgrade inhaltlich immer so aufeinander abgestimmt, dass während jedes Grades beim Thema „Geistiges Heilen und Handauflegen" auch dieselben oder ähnliche Bereiche wie beim Schwerpunkt „Fernheilungstechniken und Meditationen" behandelt und geübt werden.

Wenn z.B. beim Handauflegen sämtliche Kopfpositionen erläutert werden und dies anschließend gegenseitig geübt wird, so werden auch im Bereich der Fernheilungsmethoden während dieses Ausbildungsgrades die Kopfpositionen als

Fernheilungstechnik geübt, sodass man nicht durch verschiedene Übungsinhalte verwirrt wird oder zu viel unzusammenhängendes Einzelwissen aufnehmen muss.
Gleichzeitig ermöglicht dieses Vorgehen darüber hinaus auch, Ähnlichkeiten wie auch Unterschiede zwischen diesen Methoden zu spüren und wahrzunehmen, wenn man z.B. beim Handauflegen sämtliche wichtigen Fußpositionen energetisch versorgt und behandelt und diese dann wenige Stunden später während einer Fernheilungsmeditation rein geistig durchführt und dabei den Füßen über eine räumliche Distanz Fernheilungsenergie zukommen lässt.
Auf diese Weise können die Teilnehmer gleich ganz praktisch beide Methoden verinnerlichen, miteinander vergleichen und deren Vor- und Nachteile wahrnehmen sowie eigene Erfahrungen damit sammeln, auf denen sie dann zukünftig bei sich zu Hause aufbauen und auf die sie zurückgreifen können.

Bei den fortgeschrittenen Stufen des 7. Grads (rote Schärpe) und des 8. Grads (violette Schärpe) werde ich dann, nachdem die Teilnehmer genügend Erfahrung gesammelt haben und im Laufe der Zeit eine gewisse Routine im Senden von Fernheilungsenergien entstanden ist, fortgeschrittene Fernheilungsmethoden vermitteln. Diese zielen vor allem darauf ab, die Fernheilungsmeditationen in ihrer Wirkung so zu beschleunigen und effektiver zu gestalten, dass man nur noch einen Bruchteil der vorher benötigten Zeit für einen einzelnen Klienten braucht.
Das ist vor allem dann notwendig, wenn man z.B. als Geistheiler, Heilpraktiker, Arzt, Therapeut und dergleichen beruflich tätig ist und gerne möglichst vielen seiner Klienten unterstützende Fernheilungsenergien zukommen lassen will, aber nicht die Zeit hat, jeden einzelnen dieser Menschen

ausgiebig mit einer kompletten Behandlung zu versorgen. Hierzu habe ich einfach erlernbare Techniken entwickelt, die dieses Problem beheben und ermöglichen, dass man ganz allein in nur einer halbe Stunde Dutzenden von Menschen bzw. Klienten unterstützende Fernheilungsenergien zukommen lässt. Diese Fernheilung kann man allen gleichzeitig senden, wobei sie aber trotzdem ganz spezifisch auf jeden einzelnen Empfänger abgestimmt ist, oder man kann sozusagen im Zeitraffer jedem einzelnen nacheinander „Initialzündungen" von Fernheilungsimpulsen senden, die anschließend von seinem Gehirn bzw. Bewusstsein umgesetzt und als Selbstheilungseffekte weiter getragen und verfolgt werden.

Bei diesen fortgeschrittenen Graden vermittle ich darüber hinaus auch, wie man Fernheilungen zu bestimmten globalen Themen senden kann, die vielleicht alle Menschen und sogar alle Wesen der Erde betreffen oder die sich spezifisch in einzelnen Ländern und Bevölkerungsschichten zeigen. So kann man z.B. Fernheilungsenergien gezielt in Themenbereichen wie das Wal- und Delfinsterben, die Verschmutzung der Ozeane durch Plastik, den Kindes-missbrauch, die Kindersoldaten in 3.-Welt-Ländern usw. senden und diese energetisch mit Heilungsenergien versorgen, um nur einige wenige Beispiele zu nennen. Doch braucht es für diese Anwendungsmöglichkeiten einige Praxis und Erfahrung, um tatsächlich wirksame Effekte und stimmige Heilungsreaktionen hervorrufen zu können, und daher werden sie von mir erst in den fortgeschrittenen Graden unterrichtet und geübt.

Beim 9. Grad (der schwarzen Schärpe) bildet im Bereich „Fernheilungs-Techniken und Meditationen" eine selbst in buddhistischen Kreisen oftmals unbekannte bzw. nicht richtig genutzte Fernheilungs-Meditation den Abschluss und eine Abrundung der bisher vermittelten Fernheilungs-Techniken, die ich hierzu inhaltlich wie auch von der Ausführung entsprechend für die heutige Zeit modifiziert und ebenfalls mit dem Einsatz von Riesenkristallen verstärkt habe.

Diese Meditation ist die einzige aktive Meditation, die der historische Gautama Buddha vor ca. 2.500 Jahren neben seinen grundlegenden Achtsamkeits-Meditationen (Vipassana-Training) unterrichtete und die er speziell seinen Mönchen damals ans Herz legte, sie täglich durchzuführen.

Dabei betonte er die immens heilsame Wirkung dieser Meditationsform, nicht nur für den einzelnen Durchführenden, sondern auch als energetische Auswirkung für sämtliche Wesen auf diesem Planeten und in diesem Universum. Alleine dieser Umstand verdeutlicht bereits, dass selbst ein erleuchteter und verwirklichter Meister wie der historische Buddha für sich den Wert und die Wichtigkeit von Fernheilungsmeditationen und -techniken erkannt hatte!

Beim 10. und letzten Grad der Ausbildungsreihe (der regenbogenfarbenen Schärpe) gilt es nun zu üben und zu lernen, einerseits mehr frei zu improvisieren und all die erlernten Fernheilungstechniken in seinem Leben und Alltag je nach Bedarf einzusetzen und anzuwenden, andererseits aber auch konkret aus dem kosmischen Bewusstsein der göttlichen Quelle bestimmte Inhalte zu empfangen und weiterzuleiten, die für unterschiedliche Fernheilungen benötigt werden oder angesagt sind.

Zum Beispiel lernen die Teilnehmer dabei, einzelnen Menschen gezielt „geistige Geschenke" als intuitive Antwort auf deren unterschiedliche seelische Bedürfnisse zu senden, die ihnen helfen, wichtige Wachstumsschritte zu vollziehen oder vorhandene traumatische „Energielücken" zu heilen und zu füllen. Danach werden wir uns bei diesem letzten Ausbildungsgrad auch an Fernheilungen machen, die einem normalen Menschen in seinem Alltagsbewusstsein niemals in den Sinn kämen, nämlich z.B. Fernheilungsenergien zeitversetzt zurück in die Vergangenheit (z.B. traumatische Kindheitserlebnisse) oder voraus in die Zukunft zu senden und hierfür gezielt zu programmieren.

Schließlich werden wir auch Fernheilungsmeditationen zu höchsten Lichtwesenheiten, wie z.B. zum eigenen Schutzengel oder zum göttlichen Vater und der göttlichen Mutter sowie zur göttlichen Quelle selbst senden. Damit demonstriert man der höchsten geistigen Ebene, dass man spirituell erwachsen geworden ist und als „geistiges Kind" nicht nur ständig Hilfe empfangen möchte, sondern inzwischen auch mehr und mehr fähig geworden ist, seinen eigenen „geistigen Eltern" und den lichten Kräften und Wesen, die in diesem Universum wirken, Heilung und Unterstützung zukommen lassen. Denn auch diese benötigen nämlich hin und wieder unterstützende Heilungsenergien, worüber sich ansonsten ein normaler Mensch gar keine Gedanken machen würde und nie auf diese Idee käme.

5. Fernöstliche Kampfkunst- und Selbstverteidigungstechniken

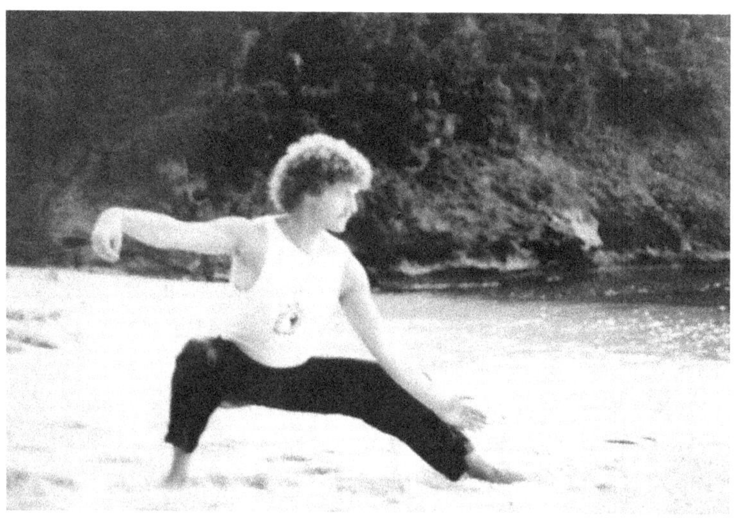

Ein weiterer Schwerpunkt, der zwar nicht so zeitintensiv wie die anderen Bereiche abgehandelt wird, aber meines Erachtens trotzdem wichtig ist und eine bedeutende Ergänzung in der Arbeit mit feinstofflichen Energien darstellt, ist die Beschäftigung mit Selbstverteidigungs- und Kampfkunsttechniken aus den alten fernöstlichen Traditionen. Wenn diese nämlich auf traditionelle Weise erlernt werden, bilden sie gleichermaßen eine nachhaltige Persönlichkeits- wie auch Charakterschulung, von der man in sämtlichen Bereichen seines Lebens langfristig profitieren wird. Darüber hinaus sind die von mir in dieser Ausbildung vermittelten Techniken eine sehr gute Ergänzung zu den erlernten Qi Gong-Übungen, die dabei helfen, sie besser zu verstehen. Außerdem füllen sie diese mit intensiver Lebensenergie und tragen zusätzlich zur körperlichen Stabilität, Aktivierung der Selbstheilungskräfte, körperlichen Belastbarkeit im Alltag wie auch zur körperlichen Flexibilität und Geschmeidigkeit bis ins hohe Alter bei.

Natürlich macht es seit Erfindung der Schusswaffen kaum noch einen Sinn, die klassischen Kampfkünste für Selbstverteidigungszwecke einzusetzen. In der Gegenwart ist auch der persönliche Bereich einer eventuellen Gefährdung ganz anders gelagert als noch vor Hunderten von Jahren, als diese Kampfkünste erfunden, gelehrt und praktiziert wurden. So kann es heutzutage z.B. eher passieren, dass man von frei umher streunenden Kampfhunden angefallen wird, wenn man sich als Fußgänger in den Straßen bewegt, oder dass man von gewaltbereiten Jugendlichen, die vielleicht betrunken unterwegs sind, angepöbelt oder angegriffen wird, wie unsere Tageszeitungen fast täglich berichten, anstatt sich gegen feindliche Krieger oder marodierende Räuberbanden wie im alten China verteidigen zu müssen.

Da ein umfassendes Üben solcher klassischer fernöstlicher Kampfkünste ein zeitaufwändiges und intensives Training erfordert, zu dem die Wenigsten heutzutage bereit wären bzw. wofür sie gar keine Zeit hätten, habe ich deshalb gezielt für diese Ausbildung einfache, aber höchst wirksame Selbstverteidigungstechniken zusammen gestellt, die vor allem die körperliche Geschmeidigkeit und Beweglichkeit trainieren. Einige von ihnen können wiederum auf energetischer und psychologischer Ebene sehr schnell und leicht eingesetzt werden, zeigen enorme Wirkung und sind relativ schnell und einfach zu erlernen. In meiner Jugend lernte ich außerdem die einzelnen Hand- und Fußtechniken des Tae-Kwon-Do, die teilweise fast tänzerisch ausgeführt werden und viel leichter, flüssiger und spielerischer als z.B. Karatetechniken geübt werden, und so lasse ich diese ebenfalls begleitend während der Ausbildung nach und nach mit einfließen, sodass es hierzu keiner großen extra Anstrengung oder zeitintensiven Übens bedarf.

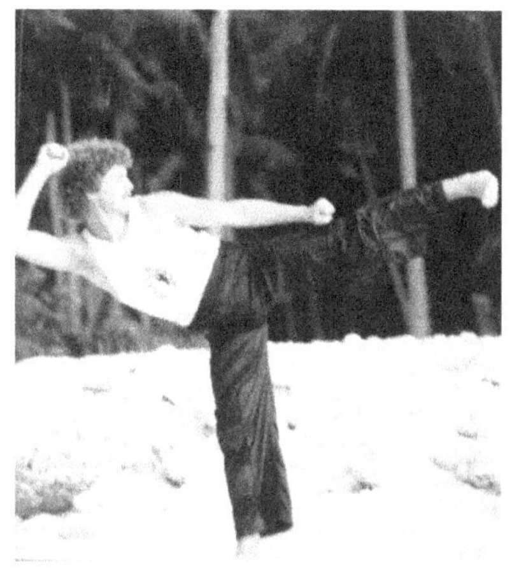

Das heißt, bei jedem Grad wird lediglich, um die Teilnehmer nicht zu überfordern, jeweils nur eine weitere grundlegende Fußtechnik, Handtechnik sowie Block- und Abwehrtechnik vermittelt und geübt. Diese Techniken kann man dann zukünftig ohne weiteres an sein Qi Gong-Training anhängen, da sie nur wenige Minuten zusätzlichen Zeitaufwand benötigen, um geübt zu werden.

Trotzdem wird dieses Training und dieser Schwerpunkt nicht nur die eigene Beweglichkeit und Geschmeidigkeit wie auch körperliche Belastbarkeit verstärken, sondern jeder/m Teilnehmer/in auch dabei helfen, zukünftig selbstbewusster und selbstsicherer aufzutreten. So wird man durch diese Übungen auf der mentalen Ebene ein stärkeres Durchsetzungsvermögen als bisher entwickeln und in grenzwertigen Situationen entsprechend sicherer auftreten können. Man wird auch gefährliche Situationen schneller überblicken und umreißen können sowie intuitiv und blitzartig aus dem eigenen Unterbewusstsein die besten Lösungsansätze erkennen und diese umsetzen.

Das intensive Studium und Üben fernöstlicher Kampfkünste hat mir darüber hinaus mein Leben lang geholfen, immer wieder über eigene Grenzen hinaus zu wachsen und Dinge in Angriff zu nehmen, die ich mir vorher nicht zugetraut hätte. Rückblickend hat es mir überhaupt erst ermöglicht, das zu erreichen und zu werden, was ich heute bin und bisher bewirken konnte. Alleine an all meinen bisherigen Herausforderungen wären die meisten Menschen normalerweise schon gescheitert oder zerbrochen. Deshalb ist es mir ein wichtiges Anliegen, gerade diese inneren Persönlichkeitsbereiche mit Hilfe der gelehrten Kampfkunsttechniken zu stärken, die jeder Mensch braucht, um beruflich wie auch privat erfolgreich zu sein. Sie helfen einem nicht nur, sich Ziele zu setzen, sondern auch, diese in Angriff zu nehmen und bis zum Ende durchzuziehen, ohne vorher abzubrechen und aufzugeben.

Denn genau diese Qualitäten sind es, die durch das Üben fernöstlicher Kampfkünste entwickelt und geschult werden:

Auf diese Weise lernt man z.B. in den Bereichen, die einem wichtig sind, mehr Selbstdisziplin zu entwickeln, seine Ziele und Absichten mit mehr Ausdauer zu verfolgen, wenn sie einem erstrebenswert und sinnvoll erscheinen. Oder z.B. immer wieder über eigene Grenzen zu gehen, die man zuvor als unumstößlich und fix angesehen hat, nur um zu erkennen, dass es immer der eigene Geist und die eigenen unterbewussten Programmierungen sind, die diese Grenzen zuvor gesteckt hatten. Dadurch lernt man, seine eigenen Grenzen ständig zu erweitern und darüber hinaus zu gehen und zu einer inneren Stärke heranzuwachsen, die man sich vorher nie zugetraut hätte.

Gleichzeitig stellen die Kampfkünste eine wunderbare Bewegungsschulung dar, bei der man lernt, seinen Körper als Werkzeug und Ausdrucksmittel seines Lebens besser wahrzunehmen und nutzen zu können. Die meisten

Menschen haben nämlich ihren Körper in ihrem Leben noch nie wirklich einsetzen, nutzen und beherrschen gelernt und tun sich deshalb schon bei einfachsten, natürlichsten Bewegungsabläufen schwer, was oft anzeigt, dass sie über die Bewegungsmuster, die sie im frühen Kindesalter erlernten, auch als Erwachsene nicht wesentlich hinaus gewachsen sind.

So kann man gerade durch das Qi Gong wie auch durch die von mir vermittelten Tae-Kwon-Do-Techniken bei richtiger Anwendung der Chi-Prinzipien lernen, Freude und Spaß an den eigenen Bewegungen zu entwickeln, dabei Exaktheit und Timing seiner Bewegungen zu üben sowie in jeder Bewegung Anmut und Schönheit zu entwickeln, und dies dann bei alltäglichen Bewegungen zum Ausdruck bringen.
Auch werden durch diese Übungen unterschwellige und unterbewusste Ängste deutlicher, die man aber überwinden und konfrontieren lernt, sodass sie sich in kürzester Zeit auflösen können, was zu innerer Gelassenheit, Sanftmut und mehr Geduld führt, wovon man in seinem privaten und beruflichen Alltag ebenfalls profitieren wird. Außerdem werden dadurch auch soziale Fähigkeiten geschult und entwickelt, die gerade in der heutigen Zeit den nachwachsenden Generationen immer mehr verloren gehen. Beispielsweise Mitgefühl mit schwächeren Menschen und anderen Wesen, wie Tieren und Pflanzen, Empathie und Hilfsbereitschaft, wenn man sieht, dass andere Hilfe brauchen oder beschützt werden müssen, sowie auch ein starker Gerechtigkeitssinn, den man sich zuvor vielleicht nicht erlaubt hatte zu spüren, geschweige denn zu leben.

Im Rückblick wird man nach jahrelangem Üben eines Tages erkennen, welche immensen persönlichen Wachstumsschritte man gemacht hat, ohne sie vorher bemerkt zu haben oder es einem besonders aufgefallen wäre. Jedoch werden die veränderten positiven Reaktionen des persönlichen Umfeldes aufzeigen, wie stark sich tatsächlich die eigene Ausstrahlung verändert hat und dass dies vom Umfeld wahrgenommen wird. Das drückt sich meist dadurch aus, dass einem größerer Respekt und Achtung sowie Einfühlungsvermögen von seinen Mitmenschen entgegen gebracht wird.

Bei Menschen, die vielleicht körperlich gehandicapt sind oder chronische Krankheiten und Schwachstellen haben, sich körperlich eher unsportlich und nicht besonders fit wahrnehmen, mögen beim Lesen dieses Kapitels vielleicht Zweifel entstehen, ob sie sich auf dieses Training einlassen sollen oder können. Doch gerade sie möchte ich an dieser Stelle unbedingt dazu ermutigen und ihnen mitteilen, dass sie am meisten davon profitieren werden! Denn sie werden in einigen Jahren sich selbst dankbar dafür sein, dass sie mutig diesen Schritt vollzogen und sich eingelassen haben, und eines Tages auch mit sehr viel mehr Selbstachtung und Respekt auf ihr Leben zurück schauen.

In diesem Zusammenhang möchte ich eine kleine Anekdote aus meinem eigenen Leben erzählen: Durch meine schwere Erkrankung und ständige Medikamentation in meiner Kindheit und Jugend war ich körperlich so angeschlagen, dass es mir oft schwerer fiel als den Gleichaltrigen, bestimmte Übungen beim Sportunterricht in der Schule auszuführen. Ich fühlte mich dicklich und ungelenk und musste wegen meiner schlechten Kondition bereits nach wenigen Atemzügen wieder aufgeben. Deshalb wurde ich oft von meinen Mitschülern verspottet und gehänselt. Als ich aber die fernöstlichen Kampfkünste kennen lernte, erkannte ich für mich intuitiv die Chance, dass diese mir helfen würden, alle meine gesundheitlichen Altlasten wie auch körperlichen Einschränkungen zu beheben und zu meistern und über mich selbst hinaus zu wachsen.

Dennoch brauchte ich dann im Vergleich zu anderen jungen Menschen ein Mehrfaches an Jahren, um mich von Gürtelgrad zu Gürtelgrad bis hin zur bevorstehenden Schwarzgurtprüfung bei meinem Studium fernöstlicher Kampfkünste hinzuarbeiten. Denn mein gesamter Skelettbau war durch die jahrelangen Medikamenten- und Kortisonbehandlungen regelrecht deformiert worden und meine Knochen fühlten sich wie aus Glas an, weil sie größtenteils entmineralisiert und dadurch viel empfindlicher und zerbrechlicher geworden waren.

Daher hatte ich ständig eine latente Angst, mich zu verletzen oder mir die Knochen zu brechen, was tatsächlich beim Kampfkunsttraining leicht hätte passieren können. So hielt ich mich bei Trainingskämpfen oft sehr zurück, was aber meinen koreanischen Großmeister provozierte, besonders streng mit mir zu sein, sodass er mich so manches Mal durch bestimmte Situationen und Trainingsabläufe regelrecht „durchpeitschte".

Da wir ja im Privaten schon gute Freunde geworden waren, beschwerte ich mich deshalb eines Tages bei ihm darüber. Zutiefst erstaunt über meine Empörung wie auch meine Beschwerde antwortete er mir daraufhin: „Wolfgang, das verstehst du vollkommen falsch! Ich bin dir nicht böse und habe dich auch nicht besonders auf dem Kieker, wie du vermutest oder an meinem Verhalten wahrzunehmen meinst! Ganz im Gegenteil! Ich sehe, wie du dich bemühst, dass das Training für dich anstrengender als für andere ist und du mehr Willensenergie aufbringen musst als sie.

Doch deswegen bemühe ich mich bei dir am meisten und

versuche, dich mehr als alle anderen vorwärts zu treiben und dir zu helfen, all die Herausforderungen und Hindernisse zu meistern, die sich dir in den Weg stellen! Auch wenn du einige Jahre länger als die anderen brauchen solltest und vielleicht nicht so gelenkig bist wie sie oder nicht so aggressiv kämpfen kannst, so weiß ich und spüre ich bei dir doch eines: Nämlich dass du wahrscheinlich der Einzige von all diesen Schülern sein wirst, der den Weg bis zum Ende gehen und all das hier durchziehen wird, ohne vorher aufzugeben wie all die anderen!"

Tatsächlich sollte er - im Nachhinein betrachtet - recht behalten und bin ich als Einziger der damaligen Schüler nicht nur den Weg bis zur Meisterschaft weitergegangen und im Spirituellen sogar darüber hinaus. Deshalb bin ich ihm wie auch allen anderen Kampfkunstmeistern, bei denen ich trainieren durfte, bis heute sehr dankbar. Sie haben mich zwar einerseits so manches Mal „hart drangenommen", sind letztendlich aber immer liebevoll und einfühlsam mit mir als Person umgegangen und haben mich oft vor primitiven und gewaltbereiten Mittrainierenden beschützt und vor ihnen abgeschirmt.

Da allerdings meine Ausbildung im KRISTALL-KI-DO® vornehmlich den Energie- und Heilungsmethoden gewidmet ist und nicht so sehr der Kampfkunst und Selbstverteidigung, werde ich in diesem Bereich bei den Gürtelprüfungen natürlich wesentlich weniger streng sein als die meisten Kampfkunstlehrer und nachsichtig mit den Teilnehmern umgehen, wenn ich wahrnehmen sollte, dass manche Techniken oder Übungen sie anfangs überfordern oder große Überwindung kosten.

Trotzdem finde ich diesen Bereich eine große Bereicherung und wichtigen Beitrag während der Ausbildung und habe ihn deshalb ganz bewusst mit in das System des KRISTALL-KI-DO® aufgenommen.

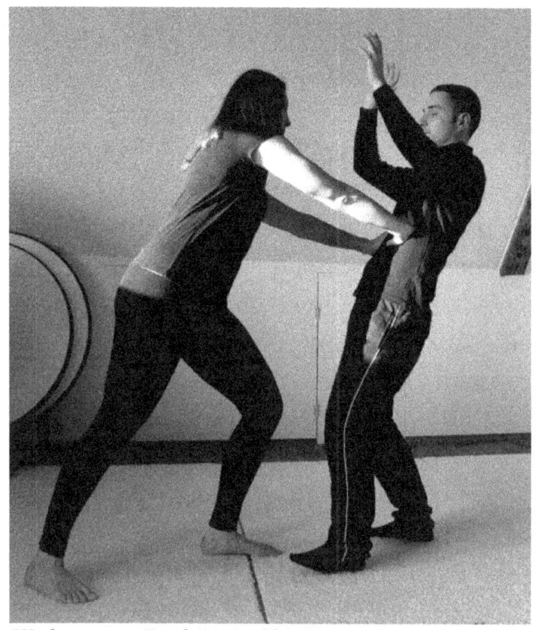

*Wirksamer „Push" mit Chi-Einsatz zur
Selbstverteidigung*

Wenn man sich die immer größer werdende Aggressionsbereitschaft und gefühlsmäßige Abgestumpftheit in unseren Gesellschaftsschichten vor Augen führt, die weltweit in allen Ländern beobachtet werden kann, könnten nämlich die erlernten Techniken der Kampfkunst dem einen oder anderen u. U. sogar einmal in der Zukunft das Leben retten oder zumindest davor bewahren, Opfer von Aggressionen und Gewalt zu werden.
Auch habe ich selbst z.B. mehrere schwere Autounfälle oder unglückliche Stürze mit einem Pferd und Ähnliches in der Vergangenheit nur deshalb überlebt, weil ich intuitiv

körperlich richtig darauf reagierte und mich nicht ängstlich verkrampfte. Meine durch das Training erworbene körperliche Reaktionsfähigkeit und Flexibilität halfen mir dabei, selbst in kniffligsten Situationen noch heil aus dem ganzen Geschehen heraus zu kommen!

Denn es ist mir natürlich auch wichtig, dass alle meine Schüler und Schülerinnen in ihrem zukünftigen Wirken und Leben als Heiler auch imstande sind, sich im Notfall selbst zu schützen und ihren spirituellen Weg abzusichern. So sollten sie sich in brenzligen oder gefährlichen Situationen zu helfen wissen, nicht zuletzt, damit sie zum Wohl aller Wesen diese Energiekunst weitergeben und ihren Weg bis ins hohe Alter gehen können.

6. Erdheilungs-Methoden

Eine Ausbildung in unterschiedlichsten Techniken, Methoden und Anwendungsmöglichkeiten geistiger wie energetischer Heilungsformen wäre für mich nicht vollständig und komplett, wenn darin nicht auch spezifische Anwendungs-möglichkeiten und Techniken zur Heilung unserer Erde mit integriert wären und einen wichtigen Teil des Erlernten ausmachten.

Denn angesichts der zunehmend dramatischen Zerstörung unseres Planeten, von der täglich in den Nachrichten zu hören ist und die in den Medien in immer erschreckenderen und schockierenden Bildern dokumentiert wird, erscheint es mir dringender als jemals zuvor, dass wir als Menschheit lernen, zukünftig mehr über den Tellerrand unserer eigenen Probleme hinaus zu schauen und uns auch konkret für die Heilung unserer Erde einzusetzen. Schließlich ist die Erde unsere eigene Mutter oder Großmutter, wie die nordamerikanischen Indianer sie nennen, der wir alles Leben verdanken, aus der wir entstanden sind und der wir unseren Körper nach unserem Leben wieder zurück geben. Aus diesem Grund habe ich ja deshalb die letzten 20 Jahre meines Lebens hauptsächlich dieser Arbeit gewidmet und effektive Techniken hierzu entwickelt.

Natürlich mag auf den ersten Blick selbst für viele spirituell tätige Menschen die Möglichkeit der globalen Erdheilung auf den ersten Blick unglaublich und eventuell sogar fast schon größenwahnsinnig erscheinen. Doch wird man bei der Ausbildung in KRISTALL-KI-DO® überrascht sein, wie viele unterschiedliche, zum Teil auch ganz pragmatische und praktisch durchführbare Möglichkeiten und Techniken es tatsächlich gibt, um im Kleinen wie auch im Großen Heilsames für die Erde sowie auch für die Tiere, Pflanzen, Bäume, Gewässer, Landschaften usw. zu bewirken.

Wie bei allen anderen Ausbildungsschwerpunkten werden wir uns auch in diesem Bereich von Ausbildungsgrad zu Ausbildungsgrad in die Materie hineinarbeiten und zunächst grundlegende Techniken und spirituelle Methoden kennen lernen, die hierfür in Frage kommen und auf die wir dann in den fortgeschrittenen Graden aufbauen werden. Dabei werde ich eine vielseitige Palette an Heilungsmöglichkeiten aufzeigen, mit der jeder im Alltag in dieser Hinsicht tätig werden kann, ohne hierfür viel Zeit, Geld oder Energie aufwenden zu müssen. Angefangen von der Heilung einzelner Pflanzen, Bäume und Landschaften kann man mit mehr Übung und Praxis und entsprechenden Heilungs-werkzeugen die Heilung der Erde in großem Stil unter-stützen. Darüber hinaus kann man sogar zur Bewusstseins-anhebung der gesamten Menschheit beitragen, damit diese dafür sensibilisiert wird und sich auch verstärkt mit diesem Thema beschäftigt.

Die meisten, die meine beiden großen bisher erschienenen Bildbände gelesen haben, wissen bereits, dass mir Anfang der 1990er Jahre in einer machtvollen Vision der Geist von Mutter Erde erschien. Und zwar als ein vollmondartiges Gesicht vor mir in der Luft, als ich auf einen Waldrand schauend meditierte und dabei noch einmal ein gelungenes, gerade hinter mir liegendes Seminar vor meinem inneren Auge vorüber ziehen ließ. Während dieser Vision hörte ich innerlich eine deutliche Stimme, die mir auftrug, von der ganzen Erde so genannte „Erdenhüter-Kristalle" zusammen zu suchen und zu tragen, um sie in der Folge zur Heilung der Erde und zur Anhebung des menschlichen Bewusstseins einzusetzen.

So unglaublich dies erst einmal klang, wurden mir in den folgenden Jahren tatsächlich bis heute auf wundersame und teils mystische Weise immer wieder spektakuläre Riesenkristalle aus der ganzen Welt zugeführt oder machten sich bei mir auf die eine oder andere Art bemerkbar. Dadurch wurde mir in den vergangenen drei Jahrzehnten immer wieder bestätigt und bewiesen, dass meine damalige Vision keine Halluzination oder Selbstsuggestion war, sondern der geistige Auftrag konkret und direkt von Mutter Erde gekommen war! Immer wieder half sie mir, genauso wie die innere Führung des „Großen Geistes", der dieses Universum durchweht, diese riesigen Kristalle zu finden, die schon in alten indianischen Prophezeiungen und Legenden als Erdenhüter-Kristalle angekündigt worden waren und die sich im Laufe der Zeit tatsächlich ganz real und physisch bei mir einfanden.

Trotzdem musste ich natürlich auf der physischen Ebene

dafür nicht nur unglaubliche Arbeit leisten, die mich alleine schon körperlich sehr belastete und alles von mir forderte. Denn durch das ständige Heben und Tragen von hunderte Kilo schweren Kristallen und das Durchwühlen von insgesamt tausenden Tonnen an Mineralien bei Händlern und Minenbesitzern, immer auf der Suche nach Erdenhütern und weiteren geeigneten Heilsteinen, erlitt ich mehrere Bandscheibenvorfälle und beanspruchte immer wieder meinen Körper viel stärker, als mir dies Ärzte jemals erlaubt hätten. Außerdem war es mit der geistigen Führung allein nicht getan, denn es musste ja alles auch noch ganz konkret erworben und bezahlt werden. Denn nur aufgrund meiner Vision hätte kein Händler mir solch wertvolle Steine und Riesenkristalle geschenkt! So war ich gezwungen, immer wieder sämtliche Einnahmen aus meinen Seminaren und Ausbildungen für diese groß angelegte und langjährige Mission einzusetzen.

Doch habe ich meinen bisherigen lebenslangen Einsatz für diese Mammutaufgabe niemals bereut und bekam aus energetischer Sicht von der geistigen Welt und von Mutter Erde wie auch von den Erdenhüter-Kristallen bis heute hundertfach alles wieder zurück, was ich an Mühe, Kraft, Zeit, Geld und Energie opfern musste. Und schließlich verhalfen mir die Erdenhüter-Kristalle letztendlich selbst zum Gelingen dieser schwierigen Aufgabe und zum Erreichen der Ziele, die mit ihnen zusammen hingen.

Für uns Menschen sind es ja oft gerade die kleinen Dinge, die Großes bewirken können, und so werde ich erst einmal in den ersten Ausbildungsgraden immer wieder abwechselnd den Einsatz kleiner Kristalle, Mineralien und Heilsteine für Erdheilungszwecke vermitteln und alle Teilnehmer damit praktisch üben lassen. Gleichzeitig will ich aber die Arbeit mit den großen Erdenhüter-Kristallen allen näher bringen und aufzeigen, wie diese als unglaublich kraftvolle Verstärker für geistig energetische Heilenergien bei allen Arten von Natur- und Landschaftsheilung bis hin zu globalen Erdheilungsprojekten eingesetzt werden können.

Auf diese Weise bekommt jede/r während dieser Ausbildung die unterschiedlichsten Mittel und Werkzeuge in die Hand, um sich selbst zukünftig auch als Erdheiler/in betätigen zu können und einen eigenen wichtigen Anteil zur Heilung dieses Planeten beitragen zu können.

Dadurch geht die Ausbildung in KRISTALL-KI-DO® weit über den persönlichen Nutzen eines jeden Teilnehmers hinaus und nimmt eine wichtige zusätzliche Dimension von globaler Tragweite an. Denn es soll damit auch nicht nur der Samen gelegt werden, um möglichst viele junge Menschen zu motivieren, spirituell tätig zu werden, sondern ihnen auch konkret aufgezeigt werden, was sie zukünftig für die Heilung von Mutter Erde und die Regenerierung unserer geschundenen Natur unternehmen können. Meine Hoffnung ist, dass sie dann in der Zukunft auch andere Menschen wie Freunde und Bekannte einladen und mit integrieren werden, sich gemeinsam für die Heilung von Mutter Erde zu betätigen und einzusetzen.

Bereits während des 1. Grades der Ausbildung werden die Teilnehmer lernen, Mutter Erde als geistiges Wesen zu erkennen und wahrzunehmen, um dann geistig mit ihr in Kontakt zu treten und sich mit ihr auszutauschen. Das ist wichtig, um den Geist der Erde auch bewusst als geistiges Wesen zu sehen und zu verstehen.

Im 2. Grad (der gelben Schärpe) werde ich anschließend das von mir aufgebaute europaweite Netzwerk aus Amethyst-

Erdenhüter-Kristallen vorstellen, an das inzwischen über 1200 mächtige Amethystkristalle angeschlossen sind, die untereinander vernetzt sind, und veranschaulichen, wie man zukünftig mit diesem gigantischen Schutz- und Transformationskreis geistig-energetisch für Erdheilung arbeiten kann.

Im 3. Grad (der orangen Schärpe) erfahren die Teilnehmer dann die Bedeutung von Leylines, den Energielinien der Erde, und wie man diese heilen und mittels unterschiedlichster Quarzkristalle, die man in der Natur ausbringt, aktivieren, verstärken und verbinden kann. Da für alle Schwerpunkte der Ausbildung sowie das zukünftige Arbeiten mit den erlernten Inhalten die Beherrschung der radiästhetischen Austestung eine wichtige Grundlage darstellt, wird sie bei diesem Grad ebenfalls gelehrt und geübt. Denn dies ist eine unverzichtbare Voraussetzung und Fähigkeit, mit deren Hilfe man nicht nur konkret energetisch austesten kann, was in einer bestimmten Situation an Mitteln, Techniken, Heilsteinen etc. benötigt wird, sondern kann auch generell für alle möglichen Arten von energetischen Austestungen in sämtlichen Lebensbereichen genutzt werden.

Beim 4. Grad werde ich dann im Bereich der Erdheilungstechniken aufzeigen, wie man kleinere Heilsteine und diverse Kristalle geistig energetisch verstärkt und für bestimmte Heilzwecke „einschwingt" und auflädt, sodass man diese danach in Gärten, Teichen, Flüssen usw. ausbringen kann, um damit spezifische Heilungen in der Natur vornehmen und bewirken zu können.

Darauf aufbauend wird dann im 5. Grad (der blauen Schärpe)

vermittelt, wie man mit Hilfe von speziellen Kristallen und Edelsteinen „Naturaltäre" oder Kraftplätze für Naturwesen anlegen kann und wie man mit feinstofflichen Naturwesen rein geistig in Kontakt tritt.

Als Ergänzung dazu wird dann im 6. Grad (der braunen Schärpe) geübt, wie man mit dem „Genius Loci", dem Bewusstsein eines Platzes oder eines Landschaftsengels, kommuniziert. Damit soll man sich langsam auch an größere Aufgaben von Landschafts- und Naturheilung heran tasten und befähigt werden, größere Gebiete und ganze Gegenden mit heilenden Energien zu unterstützen und sie dadurch zu heilen.

Beim 7. Grad (der roten Schärpe) kommen bereits erlernte Techniken der Fernheilungsmeditation zum Einsatz, um nun mit Hilfe der Erdenhüter-Kristalle auf geistigem Weg Heilungsenergien an bedürftige Pflanzen, Tiere, Plätze, Orte, Landschaften, Umweltprobleme oder Kriegsschauplätze weltweit zu senden und dabei diese Energien so zu bündeln, dass sie tatsächlich konkrete heilsame Auswirkungen vor Ort haben werden.

Beim 8. Grad (der violetten Schärpe) werden bereits sehr fortgeschrittene Fernheilungstechniken wie so genannte „Clearings" geübt, die man dazu verwenden kann, um belastete Plätze, Städte und Landschaften in Gegenden von Kriegsschauplätzen oder Naturkatastrophen energetisch von negativen, zerstörerischen und dunklen Energiefeldern zu reinigen und zu heilen. Ergänzend lernt man, violette Lichtsäulen geistig rund um die Erde zu platzieren und energetisch zu verankern, um alte, kranke und überholte Energien zu transformieren und damit diese Landschaften von negativen Energie zu heilen und zu befreien.

Diese Transformationsprozesse können dann zukünftig Prozesse in Gang setzen, die das innere göttliche Licht aller Menschen auf der Welt aktivieren und eine goldene Lichtaura als morphogenetisches Feld rund um die Erde entstehen lassen. Dadurch soll in naher Zukunft dann eine Art „energetische Initialzündung" für das prophezeite Goldene Zeitalter stattfinden und als Folge davon das Bewusstsein der gesamten Menschheit angehoben werden.

Beim 10. Grad (der regenbogenfarbenen Schärpe) geht es schlussendlich darum, sich tief mit dem kosmischen Bewusstsein zur Heilung von Mutter Erde zu verbinden, spontan und intuitiv globale Problemsituationen geistig zu erfassen und direkt entschlossen, richtig und heilsam mit den erlernten Werkzeugen zu handeln, die einem nun zur Verfügung stehen.

Aus spiritueller Sicht geht es nun auch um das, was die alten keltischen Druiden als höchstes spirituelles Ziel ansahen: Absolute Meisterschaft über die Natur und geistige Energien zu erlangen. Doch bedeutete dies für sie nicht etwa die Unterdrückung und Beherrschung der Natur, sondern ganz im Gegenteil die spirituelle Einswerdung mit den Tieren, Pflanzen, Bäumen, Bergen, Flüssen, Seen, Landschaften sowie dem Geist von Mutter Erde selbst. Auch sich aufs intensivste innerlich mit ihnen zu verbinden und zu verschmelzen, sodass einem einerseits all diese Kräfte als Freunde und Helfer zur Verfügung stehen, man andererseits aber auch selbst als Freund und Heiler in innigster Verbindung mit ihnen lebt und tätig wird.

7. Kristall- und Edelstein-Lehre / Heilstein-Therapien

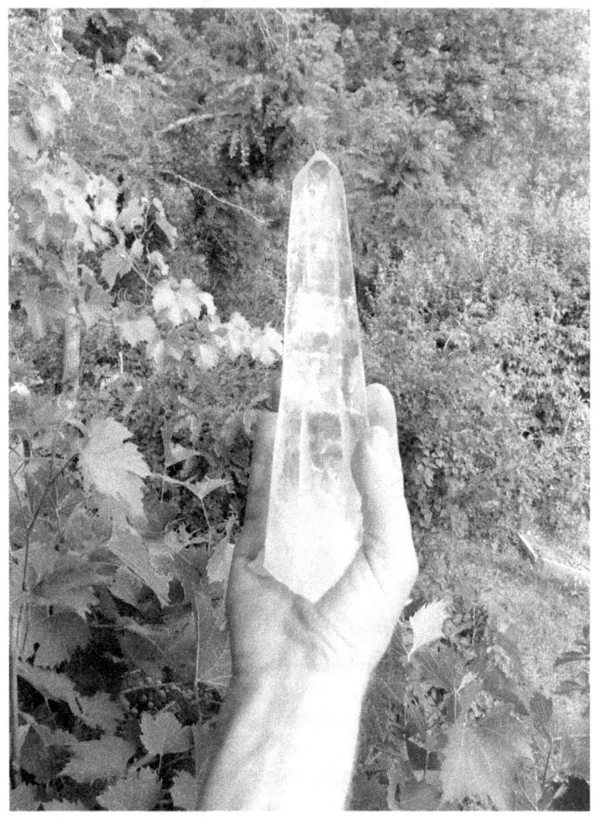

Natürliche Kristalle, Edelsteine und Mineralien drängten sich mir bereits vor 30 Jahren zu Beginn meiner Karriere als spiritueller Lehrer in geistig-energetischen Heilmethoden immer wieder förmlich auf, um zusätzlich als Ergänzung bei allen angewendeten Energietechniken und Behandlungsmethoden mit eingesetzt zu werden. Dies führte, wie ich bereits zuvor in diesem Buch erwähnt habe, jedes Mal nicht nur zu einer unglaublichen energetischen Bereicherung, sondern verstärkte jegliche Heilmethode und Technik ganz enorm. Es brachte außerdem zusätzliche spirituelle Tiefe und Dimensionen mit in die Arbeit und beschleunigte nebenbei auch noch die einzelnen inneren Heilungs- und Transformationsprozesse, sodass damit insgesamt wesentlich weniger Zeitaufwand notwendig wurde.

Obwohl ich als geistiger Heiler damals auf dem Standpunkt war, dass ein guter Heiler nichts weiter benötigt als einen klaren Geist, eine starke Anbindung an die göttliche Quelle des Universums sowie bedingungslose Liebe und unendliches Mitgefühl mit allen leidenden Wesen, betrachtete ich die Steine von Anfang an als wichtige Helfer und Begleiter, die mir von Mutter Erde geschickt worden waren, um meine gesamte Arbeit zu erleichtern und zu unterstützen.

Da mir im Laufe der Jahre bei meinen weltweiten Reisen und Kontakten zu unterschiedlichsten Mineralien- und Edelsteinhändlern immer wieder neuartige Funde seltener Mineralien wie auch ausgefallenster Kristalle und Heilsteine begegneten und angeboten wurden, nutzte ich von Anfang an diese Möglichkeiten, um solche Steine zu erwerben, - je nachdem, wie es mein finanzielles Budget gerade erlaubte. Die so gefundenen und neu erworbenen „Steinmitarbeiter" integrierte ich dann, so weit es möglich war, in alle meine Seminare, unabhängig davon, ob es sich dabei um Heilungstechniken, spirituelle Praktiken, verschiedene Meditationsformen oder moderne Therapiearten handelte.
Auf diese Weise konnte ich in der Zusammenarbeit mit tausenden Seminarteilnehmen drei Jahrzehnte lang einen immensen Erfahrungsschatz in dieser Arbeit sammeln, der all das bei weitem übersteigt, was man üblicherweise in

Büchern über Heilanwendungen von Steinen zu lesen bekommt.

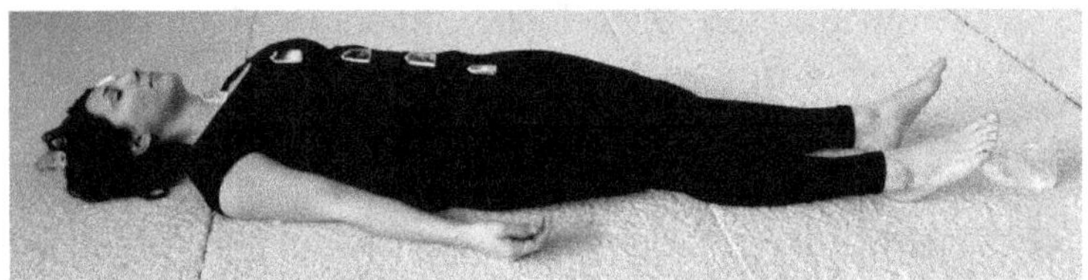

Chakra-Legung mit natürlichen Bergkristall-Spitzen

Besonders interessant waren für mich dabei gerade die spirituellen Auswirkungen bei unterschiedlichsten Verwendungen von bestimmten Mineralien und Steinen, die ich wie auch meine Seminarteilnehmer ganz konkret beim praktischen Gebrauch und Einsatz dieser Steine erfuhren. Richtig verwendet, können sie nämlich regelrechte „Turbos" und Beschleuniger für das spirituelle Wachstum sein. Und nach all den Schilderungen von unglaublichen inneren Erlebnissen, die mir die Seminarteilnehmer bei jedem Seminar beschrieben und von denen sie mir hellauf begeistert vorschwärmten, waren die Steine für sie eigentlich sogar regelrechte „Erleuchtungskatapulte".

Leider war es mir aber bisher wegen der Kompaktheit meiner Seminare niemals möglich, wirklich umfangreich und tiefgreifend alle meine mir zur Verfügung stehenden Kristalle, Mineralien und Edelsteine vorzustellen, einzusetzen und während des Seminars ausführlich mit ihnen zu arbeiten. So konnten die Seminarteilnehmer nie alle Möglichkeiten der Heilsteine kennen lernen und daher auch nicht alle inneren Erfahrungen machen, die damit verbunden sind und möglich wären.

So freue ich mich selbst schon sehr darauf, diese eigene Welt und unendliche Vielfalt von Energien, die sich auf spiritueller Ebene bisher kaum einem Menschen in dieser umfassenden Weise erschlossen haben, nun erstmals in dieser Ausbildung nicht nur vorstellen, sondern auch direkt zum Einsatz bringen zu können. Ich werde meinen Ausbildungsteilnehmern ausgefallenste, seltenste und ganz außergewöhnliche Steine als mögliche „Werkzeuge" sowohl zur Verfügung stellen als auch in die Hände geben, um damit zu arbeiten, denn es gibt zu jeder einzelnen Sorte von Quarzkristallen wie auch Mineralien und Edelsteinen die unterschiedlichsten Anwendungsmöglichkeiten. Dadurch eröffnet sich zukünftig für jeden auch die Möglichkeit, die Steine im eigenen Alltag für sich und andere Menschen sowie die ganze Natur erfolgreich und wirksam einsetzen zu können.

Da es sich bei sämtlichen Sorten kleinerer Quarzkristalle, die mit zu den wichtigsten Heilsteinen gehören, genauso wie bei den großen Erdenhüter-Kristallen um Kristalle handelt, die auf Siliziumbasis aufgebaut sind, gehören sie allesamt zu den Heilsteinen, die man am ehesten energetisch spürt und wahrnehmen kann und die seit alters her in allen Kulturen auch zum heilerischen Einsatz gekommen sind. Deshalb werden ihre fünf Hauptsorten und Farben in den ersten fünf Ausbildungsgraden ausführlich behandelt. Dabei wird in jedem dieser Grade eine einzige Sorte aus der Familie der Quarze vorgestellt und dann in der unterschiedlichsten Arbeit damit konkret erfahrbar gemacht.

Selbst in einschlägigen spirituellen Kreisen wie auch Naturheilverfahren, wo sich Menschen intensiv mit Kristallen und Heilsteinen beschäftigen, besteht meist nur ein sehr einseitiges oder oberflächliches Wissen und nur geringe Kenntnis der richtigen Anwendung mit all ihren

Möglichkeiten. So erscheint es mir äußerst wichtig, allen Teilnehmern als Basis einen umfangreichen Wissens- und Erfahrungsschatz über die Quarzkristalle mitzugeben. Denn je nach Form, Größe und Farbintensität wirken die Steine selbst innerhalb ein und derselben Quarzsorte vollkommen verschieden und bieten somit gleichzeitig auch unterschiedlichste Verwendungs- und Anwendungsmöglichkeiten. Darüber sollte man unbedingt Bescheid wissen, damit man sie von Fall zu Fall ganz spezifisch einsetzen kann und damit optimale energetische wie spirituelle Wirkungen erzielt.

Deshalb werden wir bei jedem Ausbildungsgrad die vielfältigen Exemplare einer einzigen Quarzart ausführlich kennen und verstehen lernen. Dazu gehört das Wissen, wie diese Sorte z.B. als Trommelstein oder Einzelkristall wirkt, als Doppelender oder Laserkristall, als naturbelassenes Stück oder bearbeitete Kugel, als Anhänger oder Gruppe, als großes Einzelexemplar oder riesiger Erdenhüter-Kristall. Alleine mit diesem Grundwissen wird jedem Teilnehmer die Basis für sein zukünftiges umfangreiches Arbeiten ermöglicht, die weit über die herkömmlichen Einsatzmöglichkeiten hinaus geht und wesentlich umfangreicher ist als das, was Heilern, Heilpraktikern oder Schamanen jemals an Wissen, Erfahrung oder konkreten Steinwerkzeugen zur Verfügung gestanden hat.

Beim 6. und 7. Ausbildungsgrad werden dann die vielfältigsten farbigen Heilsteine und Mineralien vorgestellt, erläutert und eingesetzt sowie ihre Chakrenzuordnung, Wirkungsweisen und Anwendungsmöglichkeiten vermittelt. Dazu kommen seltenste therapeutisch wirkende Mineralien und Edelsteine zum Einsatz, die den meisten Menschen unbekannt sind, die aber als Heilsteine von unglaublichem Nutzen sein können. Diese sind vielseitigste Heilungswerkzeuge, die nicht nur in Kombination mit Handauflegen eingesetzt werden können, sondern auch für alle Arten von Naturheilung und viele andere Anwendungsmöglichkeiten. Des Weiteren werden die Wirkungen dieser Steine konkret während der spirituellen Einweihung erfahren, die bei jedem Ausbildungsgrad stattfindet.

Beim 8. Grad (der violetten Schärpe) werde ich dann besonders seltene Mineralien und Edelsteine vorstellen und einsetzen, die bei richtiger Anwendung vor allem der Unterstützung geistiger Prozesse dienen und zur Verstärkung von spirituellen Fähigkeiten führen. Dies ermöglicht es jedem Teilnehmer, seine spirituelle Entwicklung z.B. im Hinblick auf eigene Medialität, Channeling-Fähigkeit, Hellhörigkeit, Hellsichtigkeit sowie Entwicklung des kosmischen Bewusstseins ganz unmittelbar und direkt voran zu bringen und in kürzester Zeit große Wachstumsschritte zu vollziehen, für die ansonsten ein jahrelanges Training und meditative Praxis nötig wären.

Eine Steigerung dazu wird in diesem Bereich dann beim 9. Grad erfolgen, wenn wir seltenste und weltweit einmalige Meisterkristalle zur Verstärkung und Beschleunigung sämtlicher Selbstverwirklichungsmeditationen verwenden werden, wie ich sie bei der parallel stattfindenden Einweihung anleiten werde.

Diese in der Natur äußerst selten vorkommenden Meisterkristalle stellen sehr effektive Werkzeuge dar, um den eigenen Weg zu geistiger und spiritueller Meisterschaft zu beschleunigen und zeitlich enorm abzukürzen, und ermöglichen bereits von Anfang an, eine Tiefe in den Meditationen zu erreichen, wie sie in früheren Zeiten nur Eingeweihten und Heiligen nach jahrelanger Vorbereitung und Praxis vorbehalten war.

Da es aber eine entsprechende Vorbereitung und Schulung braucht, um damit auch wirklich heilsam und verantwortlich umgehen zu können, habe ich diesen Bereich ganz bewusst und absichtlich auf den Meistergrad der KRISTALL-KI-DO®-Ausbildung gelegt. Damit wird sozusagen ein krönender Abschluss in dem vermittelten Wissen gesetzt, der jedem einzelnen Teilnehmer einen zusätzlichen Motivationsschub geben dürfte, seinen persönlichen Weg der eigenen Selbstverwirklichung klar und kraftvoll weiterzugehen und auch diese fantastischen Kristallhelfer zu nutzen, die mir Mutter Erde zugeführt hat. Ebenso wie alle anderen Bereiche dieser Ausbildung wird gerade dieser Schwerpunkt des Wissens und der Arbeit mit Mineralien, Edelsteinen, Kristallen und Heilsteinen aller Art jedem Teilnehmer eine vollständig neue Innenwelt eröffnen, mit der man niemals gerechnet und die man wahrscheinlich bis dahin noch nie bei sich wahrgenommen, realisiert oder entfaltet hat und nur von Erzählungen verwirklichter Meister her kennt.

Viele Menschen, die grundsätzlich für die Wirkung von Steinen offen sind, fragen mich immer wieder in persönlichen Gesprächen, ob man denn daran glauben müsste, damit sie auch tatsächlich wirken. Dies zeigt mir dann jedes Mal, dass diese Menschen bisher noch keine eigenen Erfahrungen mit Steinen gemacht haben. So werde ich mit großer Freude in dieser Ausbildung allen Teilnehmern beweisen, dass gerade dieser schönste Bereich unserer Natur und von Mutter Erde überhaupt nicht des Glaubens und geistiger Spekulationen bedarf, um ihn zu erfahren. Ganz im Gegenteil ist sogar eher eine intellektuell kritische und prüfende Haltung von Vorteil und wird man bei der richtigen

Anwendungsweise ganz von alleine konkrete persönliche Erfahrungen machen, die energetisch äußerst intensiv ausfallen können.

Als Ausbildungsteilnehmer/in wird man immer wieder aufs Neue erstaunt sein, was man damit an körperlichen Energie- und Heilungsprozessen erfahren kann, genau so wie auf der emotional-seelischen sowie geistig-spirituellen Ebene sich stetig neue Bereiche erschließen. Dazu tragen natürlich auch die jeweils verwendeten hochwertigen und einzigartigen Steine bei, die weit über die marktüblichen Durchschnittsqualitäten hinaus gehen.

Selbst mich überraschen diese einzigartigen Kristalle und Naturwesen nach bereits 30 Jahren intensiver Beschäftigung mit ihnen stets von neuem und lassen mich jedes Mal demütig erkennen, dass selbst ein ganzes langes Menschenleben nicht ausreicht, um alle Bereiche ihrer Wirkungen sowie Einsatzmöglichkeiten auszuloten und diese einzigartige Welt mit all ihren Facetten kennen zu lernen und nutzen zu können.

Bei der Beschäftigung mit dem Reich der Mineralien auf der feinstofflichen energetischen wie auch spirituellen Ebene wird einem schlussendlich klar, dass wir Menschen im Vergleich mit diesen Millionen bis Milliarden Jahre alten Lichtwesen nur kleine Kinder und von der Lebensspanne her regelrechte Eintagsfliegen sind. Sie hingegen befinden sich teilweise schon fast seit Anbeginn der Erde auf diesem Planeten und haben so lange scheinbar nur darauf gewartet, uns Menschen in der Zeit des geistigen Erwachens zu helfen und zu begleiten, sodass sie zu Geburtshelfern für unsere wahre göttliche Natur werden. Denn während der Arbeit mit ihnen wird man sie immer stärker als lebendige und individuelle Wesenheiten begreifen, die über ein eigenes

Bewusstsein verfügen und darüber hinaus eine unmittelbare Verbindung zu höchsten geistigen Lichtebenen haben, die sie uns vermitteln und zu denen sie uns hinführen können.

8. Spirituelle Einweihungen

Der Begriff „Einweihung" bedeutet zunächst, ganz substanziell und bodenständig betrachtet, dass ein Mensch zu etwas hingeführt wird, das ihm vollkommen neue Erfahrungen in dem Bereich ermöglicht, in den er eingeweiht wird und wodurch er zu Erkenntnissen über einen bestimmten Aspekt des Lebens gelangt, der ihm zuvor noch verschlossen war oder den er in dieser Intensität und Dichte noch nicht erlebt hat.

Spirituelle Einweihungen bedeuten, dass man währenddessen in geistige und feinstoffliche energetische Bereiche eintaucht, die einem vorher nicht zugänglich waren, mit denen man sich noch nicht beschäftigt hat oder über die bisher nur ein theoretisches oder intellektuelles Verständnis vorlag.

So gesehen muss man kritisch feststellen, dass das meiste an so genannten Einweihungen in der spirituellen Szene oder in alternativen Heilerkreisen diesen Anspruch nicht erfüllt und nicht an den Begriff Einweihungen heranreicht, wenn diese einfach überall angeboten, verkauft und wahllos weitergegeben werden. Es sollte nämlich eigentlich vor jeder Einweihung von einem geistigen Meister überprüft werden, ob der/die Einzuweihende reif dafür ist, die notwendige Offenheit und innere Bereitschaft mitbringt und ob es aufgrund der spirituellen Entwicklung überhaupt passend ist, diese Person nun in bestimmte Bereiche einzuweihen. Denn wenn solche Einweihungen wirklich tief greifende Erfahrungen vermitteln, können sie das ganze Leben des Eingeweihten verändern.

Nach einer spirituellen Einweihung sieht man bestimmte Zusammenhänge des Lebens bzw. seine eigene Verbindung zum Kosmos, zum Leben wie auch zum Göttlichen mit anderen Augen und wird sein Verhalten zukünftig dementsprechend ändern und auf die neu gewonnenen Erkenntnisse abstimmen bzw. verstärkt in spirituelle Richtungen lenken. Denn man hat in der Einweihung erfahren, wie wichtig, sinnvoll und heilsam es ist, sich vermehrt der spirituellen Ebene zu widmen, anstatt wie es die meisten tun, im Leben nur materiellen Zielen hinterher zu jagen.

Ich selbst habe mich mein ganzes Leben lang eingehend mit allen großen Religionen dieser Welt sowie auch mit Naturreligionen, indianischen Wegen und dem Taoismus befasst und auch die meisten Einweihungswege studiert und deren Methoden praktiziert, wann immer ich auf sie gestoßen bin bzw. durch erfahrene und bodenständige Meister und Lehrer/Innen Zugang dazu bekam. Viele dieser Erfahrungen auf meinem spirituellen Weg stellten für mich ganz persönliche tiefe Einweihungen in das Mysterium des Lebens dar.

Oftmals ging es dabei gar nicht so sehr um die Methoden, Techniken und Inhalte, die ich dabei vermittelt bekam, sondern um die damit verbundenen intensiven inneren Erlebnisse, die für mich wesentliche Einweihungen auf meinem spirituellen Weg darstellten. Durch sie konnte ich die eine große Wahrheit erkennen, die hinter allen spirituellen Wegen, Richtungen und Religionen steckt und die das letztendliche Ziel all dieser geistigen Wege ist.

Aus diesem Grund ist es mir ein besonderes Anliegen, in der Ausbildung des KRISTALL-KI-DO® die jeweiligen Teilnehmer Schritt für Schritt in tiefere, größere Dimensionen ihres eigenen göttlichen Seins einzuführen. Dabei soll die geistige Weite und allumfassende Präsenz ihres göttlichen Bewusstseins frei gelegt, genährt und gestärkt werden, sodass die höchsten spirituellen Wahrheiten von jedem Einzelnen ganz konkret in ihm selbst erfahren und verstanden werden. Denn erst dadurch wird ein Mensch zum Mystiker und kann wahrhaft höchste spirituelle Selbstverwirklichung erreichen.

Ganz viele Menschen bleiben nämlich auf ihrem spirituellen Weg gerade hier in den westlichen Industrieländern doch öfter sehr kopflastig orientiert, stopfen sich mit Dogmen und Theorien voll und werden dadurch vielleicht sogar zu einem Gelehrten, der heilige Schriften auswendig wiedergeben kann. Oder sie können mühelos Vorträge über theoretisches religiöses und esoterisches Wissen halten, aber worum es in der Essenz aller spirituellen Wege eigentlich geht, haben die Wenigstens bisher noch gar nicht erfahren und werden dies vielleicht auch nie tun.

Deshalb ist es mir wichtig, auf ganz natürliche und bodenständige Art und Weise auch schwierigere spirituelle Zusammenhänge und energetische Gesetzmäßigkeiten verständlich und erfahrbar zu machen, sodass alles in der Ausbildung Gelehrte und Erfahrene für die Teilnehmer wie eine Vielzahl von Einweihungen wirkt.

Darüber hinaus findet aber bei jedem einzelnen Ausbildungsgrad auch eine ganz unterschiedliche Einweihung statt, die insbesondere bei den fortgeschrittenen Stufen der Ausbildung immer intensiver, tiefgreifender und umfassender wird. Diese Einweihungen sollen jedem dabei helfen, Stufe um Stufe immer weiter in das Mysterium des Lebens einzutauchen und darin vorzudringen, um die eigene Verbindung zur göttlichen Quelle zu vertiefen und zu festigen. Schlussendlich soll man dadurch in der Lage sein, den eigenen göttlichen Anteil in diesem Leben zu verwirklichen, und außerdem auch befähigt sein, ihn in der physischen Welt zu leben und auf seinem eigenen ganz persönlichen spirituellen Weg auszudrücken.

Bereits beim 1. Grad, der weißen Schärpe, wird in der Ausbildung wichtiges spirituelles Grundwissen vermittelt. Unter anderem wird der Kreislauf der Wiedergeburt erläutert, denn ohne ihn zu begreifen, fehlt einem das echte Verständnis für die eigene Existenz bzw. kann man sein jetziges Leben nicht wirklich innerhalb eines größeren Entwicklungsweges der eigenen Seele einordnen. Auch werde ich an dieser Stelle ausführlich Fragen zu den eigenen spirituellen und höchsten Zielen beantworten und Zusammenhänge erläutern, die zum Verständnis des KRISTALL-KI-DO® notwendig sind.
Im Sinne einer Einweihung wird eine komplette Chakren-legung mit Bergkristallen durchgeführt werden. Sie soll es den Teilnehmern ermöglichen, mit diesem farblosen und häufigsten Vertreter der Quarzfamilie eine erste energetische Erfahrung zu machen, bei der sie die feinstofflichen Lichtenergien von Kristallen und Edelsteinen wahrnehmen.

Beim 2. Grad (der gelben Schärpe) geht es bei den spirituellen Einweihungen um die Bewusstwerdung und ein tieferes Verständnis der Energieamplitude des Leben, die sich im Leben eines jeden Menschen immer durch abwechselnde Wellen und Wellentäler von einerseits Verfestigung/ Stabilisierung und andererseits Transformation/ Veränderung bemerkbar macht, ohne dass dies den meisten bewusst ist. Die Amplitude des Lebens kann sehr gut anhand der unterschiedlichen Energien von Bergkristall und Amethyst erfahren werden. Dazu wird eine komplette Chakrenlegung mit Amethyst durchgeführt, um sie ganz konkret bis in tiefste Schichten hinein zu erleben. Darüber hinaus geht es bei den spirituellen Einweihungen bei diesem Grad um das Verständnis der kosmischen bzw. göttlichen Quelle als einerseits Ur-Vater-Energie und andererseits Ur-Mutter-Energie. Darüber will ich sowohl aufklären und berichten als auch sie für jeden Teilnehmer ganz konkret energetisch erfahrbar machen. Dieses umfassendere Verständnis der göttlichen Quelle bzw. des kosmischen Bewusstseins stellt eine wichtige Grundlage für die weitere Ausbildung dar.

Beim 3. Grad (der orangen Schärpe) beschäftigen wir uns bei den spirituellen Einweihungen mit dem Schutz vor dunklen Energien, dämonischen Kräften und Wesenheiten. Wie man sich vor schwarzmagischen Angriffen schützen kann und wie diese sich konkret bemerkbar machen und in ihrer Vielfalt aussehen können. Denn früher oder später wird sich jede/r ernsthafte Heiler/in mit diesen Themen konfrontiert sehen, sei es bei sich selbst oder bei seinen Klienten. Daher ist es eine wichtige Einweihung zu lernen, wie man mit diesen Kräften umgehen sollte, wie man seine Ängste vor ihnen auflöst und sich vor ihnen schützt und gegen sie wehrt.

Darüber hinaus ist es wichtig, auf seinem spirituellen Weg seine eigenen Schattenseiten zu erlösen, zu erhellen und zu transformieren und sie dadurch auf positive Weise in sein Wesen und in sein Leben zu integrieren. So können sie mit der Zeit in eigene Stärken und Fähigkeiten verwandelt werden, auf die wir jederzeit zurückgreifen können. Dazu werden wir eine geführte Meditation als Traumreise durch die eigene „Unterwelt der Seele" vornehmen, die uns in bisher unbewusste Bereiche unseres Seins führen kann sowie helfen wird, bestimmte innere Zusammenhänge und Blockaden zu erkennen.

Dabei erfahren und üben wir auch, unterbewusste Ängste, Schuldgefühle und negatives Karma wirklich verstehen zu lernen und geistig wie energetisch aufzulösen, was sehr befreiende Effekte auf die eigene Lebensenergie hat.

Passend dazu werden wir eine komplette Chakrenlegung mit Rauchquarzkristallen durchführen, da diese aus energetischer Sicht bestens geeignet für all diese Themen sind und so eine wertvolle Unterstützung und Hilfe bei dieser Arbeit und der spirituellen Einweihung bieten.

Beim 4. Grad (der grünen Schärpe) geht es bei den spirituellen Einweihungen um die Unterschiede und Grade von Selbstliebe, persönlicher Liebe, bedingungsloser göttlicher Liebe und kosmischer Liebe. Als Mensch gilt es, sich diese bewusst zu machen und auf seinem spirituellen Weg zu veredeln und in immer höhere Schwingungen zu bringen.

Dazu werden wir eine geführte Meditation als Traumreise zum inneren Heiler vornehmen wie auch eine Chakrenlegung mit Rosenquarzen, die beide tiefe spirituelle Einweihungen zu den genannten Themen bilden und ermöglichen.

Beim 5. Grad (der blauen Schärpe) wird das zentrale Thema der Einweihung einerseits die Kontaktaufnahme zum Sonnen-Logos, dem höchsten Lichtbewusstsein, sein und damit eng verbunden auch die Themen Fülle bzw. Mangelbewusstsein von uns Menschen und wie diese sich konkret auf unser Leben und unsere alltäglichen Erfahrungen auswirken. Dazu werden wir eine komplette Chakrenlegung mit dem seltenen goldfarbenen Citrinkristall durchführen sowie zusätzlich eine geführte Meditation als Traumreise zum Geist von Mutter Erde. So werden wir auch persönlich Kontakt mit dem Überfluss und der Fülle an kosmischer Energie aufnehmen, die das Universum potenziell für uns alle bereithält.

Beim 6. Grad (der braunen Schärpe) wird der Schwerpunkt der spirituellen Einweihung hauptsächlich der sein, selbst Schöpfer seines Lebens zu werden und wie man für sich heilsame und beglückende Lebenssituationen manifestiert, die wichtig für die eigene Entwicklung sind. Um uns dieser spirituellen Ebene zu nähern und diese zu erschließen, werden wir eine Chakrenlegung mit unterschiedlichen bunten und farbigen Mineralien und Heilsteinen vornehmen sowie eine geführte Meditation als Traumreise zum "Inneren Meister". Ergänzend werden wir in diesem Grad lernen, wie man mit Hilfe richtig angewandter Affirmationen (Bejahungen) und spezieller Affirmationstechniken in seinem Leben tatsächlich zum Schöpfer wird und die kosmische Fülle zunehmend manifestiert und zum Wirken bringt.

Beim 7. Grad (der roten Schärpe) wird es allen Teilnehmern ermöglicht, im geheimen Tempelraum der Erdenhüter-Kristall-Altäre zu meditieren und deren unterschiedliche göttliche Energien zu erfahren, die diese sehr lichtvoll und deutlich wahrnehmbar ausstrahlen. Dabei geht es hauptsächlich darum, über den Vater-Altar einen direkten und unmittelbaren energetischen Zugang zur väterlich-männlichen Ur-Quelle des Universums zu erhalten und in diese eingeweiht zu werden. Ein weiteres Ziel ist es, sich über die Energie dieses Altars dem väterlichen Prinzip des Lebens anzunähern und sich ihm hinzugeben, um es in seinem Leben immer stärker auch verwirklichen und leben zu können.

Beim 8. Grad (der violetten Schärpe) wird als weitere spirituelle Einweihung ebenfalls wieder allen Teilnehmern die Möglichkeit eröffnet, den geheimen Tempelraum der Erdenhüter- Kristall-Altäre zu betreten und darin gemeinsam zu meditieren. Diesmal ist der Schwerpunkt eine Einweihung in die mütterlich-weibliche Energie der Ur-Quelle des Universums. Dazu werden wir vor dem Mutteraltar meditieren, von dem eine tiefe allumfassende Liebes- und Heilungsenergie ausgeht, die wir dort persönlich erfahren dürfen.

Beim 9. Grad (der schwarzen Meister-Schärpe) gilt es nun, mittels der bis dahin erlernten Meistertechniken des Kriya-Yoga, des Tao-Yoga sowie der ägyptischen Alchemie nun selbst tief greifende spirituelle Einweihungserlebnisse und Erfahrungen herbeizuführen.
So werden wir gemeinsam vor den unterschiedlichen Altären des geheimen Tempelraumes der Erdenhüter-Kristalle diese erlernten Selbstverwirklichungstechniken und Meditationen durchführen. Als Verstärkung werden dabei auch die in der Kristall- und Edelsteinlehre vorgestellten Meisterkristalle zusätzlich eingesetzt und verwendet.
Thematisch geht es hier um die Meisterung des eigenen Ichs und die energetische Vorbereitung auf höchste spirituelle Einheitserlebnisse und Erleuchtungszustände. Mit Hilfe der erlernten Methoden und mit den richtig eingesetzten Meisterkristallen können diese bei entsprechender Übung relativ mühelos erreicht werden.

Beim 10. und letzten Grad (der regenbogenfarbenen Schärpe) findet eine Einweihung und Meditation in Advaita-Vedanta statt, was das höchste Ziel und Ende aller spirituellen Wege bedeutet. Nämlich die Eins-Werdung mit dem höchsten kosmischen Bewusstsein als dem wahren Selbst jenseits aller Illusionen und Anhaftungen. Dazu werden wir gemeinsame Meditationen im Tempelraum der Erdenhüter-Kristall-Altäre durchführen und dabei die geistige Verschmelzung mit dem goldfarbenen Citrin-Patriarchen üben, der repräsentativ für die höchste Lichtebene des Universums steht.

Bei diesen Einweihungen kann jede/r Teilnehmer/in einen intensiven und eindrücklichen Vorgeschmack bekommen, wohin die eigene spirituelle Entwicklung letztendlich führt und mündet und welch tiefe spirituelle Zustände von innerem Frieden, Glückseligkeit, geistiger Klarheit, aber auch sanfter Ekstase damit verbunden sind. Dabei kann man feststellen, dass man sich als Seele dem Ziel einer vollkommenen Selbstverwirklichung tatsächlich annähern kann bzw. befähigt wird, diese zukünftig auf seinem eigenen spirituellen Weg selbstständig zu erlangen und zu erreichen.

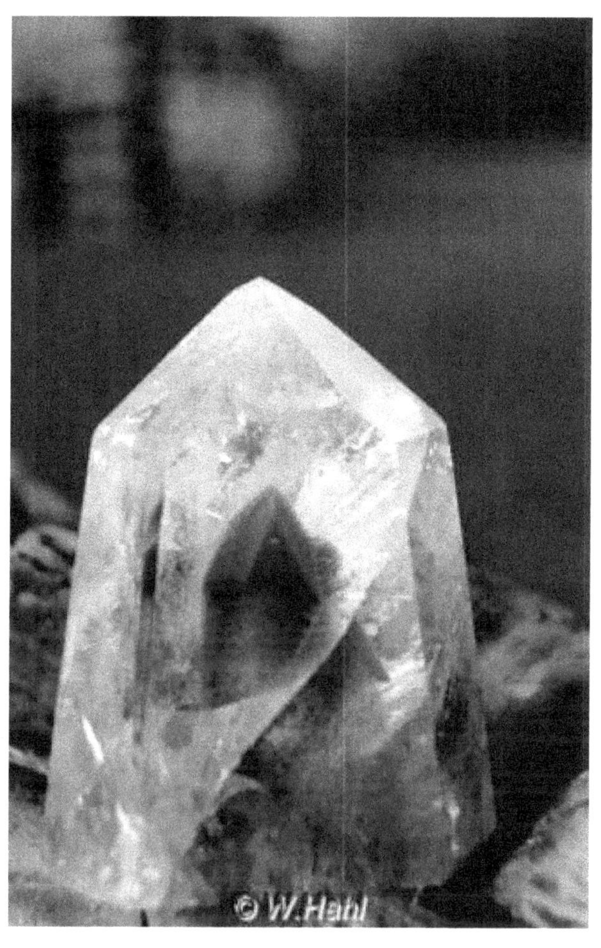

Dieses seltene in Bergkristall eingeschlossene Chlorit-Phantom symbolisiert und bewirkt auch tatsächlich ein „über sich hinaus wachsen" von seiner körperlichen Identifikation hinaus zur Entwicklung und Bewusst-werdung seines feinstofflichen Lichtkörpers sowie kosmischen allumfassenden Bewusstseins.

V. Die Ziele des KRISTALL-KI-DO®

Die Effekte und Auswirkungen des KRISTALL-KI-DO® auf die unterschiedlichsten Bereiche unseres Lebens sind durch die verschiedenen Schwerpunkte der Ausbildung so vielseitig und umfassend, dass ich sie deshalb noch einmal an dieser Stelle kurz und übersichtlich aufführen und zusammen fassen will, um sie bewusst zu machen:

Auf körperlicher Ebene geht es in erster Linie zunächst darum, sich mit Hilfe der Selbstheilungstechniken wie auch des Kristall-Qi Gong seines Körpers mehr und umfassender auch bis in tiefere energetische Schichten hinein bewusst zu werden, ihn annehmen zu lernen und zunehmend auch als Werkzeug für unterschiedlichste Vorhaben einzusetzen, wie z.B. als Heiler zukünftig effektiv und kraftvoll wirken zu können.

Wenn man das Erlernte für sich auch regelmäßig übt und praktiziert, wird man wieder die körperliche Geschmeidigkeit eines Säuglings bekommen, die Robustheit eines Holzfällers sowie die Gelassenheit eines Weisen, wie es schon in alten Qi Gong- und Tai-Chi-Schriften beschrieben wird. Das heißt, man wird zum einen bei körperlichen Belastungen kräftiger und ausdauernder werden, zum anderen geschmeidiger und sich bei körperlichen Betätigungen nicht mehr so anstrengen und verschleißen, weil man lernt, sich effektiver und natürlicher zu bewegen und darüber hinaus Aufgaben mehr mit feinstofflicher Energie als mit Muskelkraft zu bewerkstelligen.

Aus spiritueller Sicht ist das höchste Ziel all der erlernten Techniken und Methoden auf der feinstofflichen Ebene einerseits, dass man befähigt wird, sich selbst von jeglicher

Erkrankung heilen zu können. Andererseits soll erreicht werden, dass man sich nicht nur immer jünger fühlt, sondern der Körper sich tatsächlich in seinem Aussehen immer mehr verjüngt, beweglicher und belastbarer wird und sämtliche Bewegungen von Mal zu Mal entspannter und fließender werden und damit zunehmend auch ästhetischer aussehen. Auch kann das Älterwerden nicht mehr den Einfluss haben, dass man ungelenk und steif, anfällig für Krankheiten und immer weniger belastbar wird. Im Gegenteil wird man bis zu seinem Tod jeden Tag an Fähigkeiten zunehmen und relativ mühelos noch alle körperlichen Belastungen bewältigen können.

Aber auch durch die empfangenen und angewendeten Sitzungen beim Handauflegen, Geistigem Heilen sowie bei Fernheilungsmethoden wird man bei sich selbst tiefgreifende Veränderungen erfahren und ständig neue positive Entwicklungen feststellen dürfen. So können sich mit der Zeit eigene körperliche Schwachstellen auflösen, die man vielleicht schon zeitlebens hatte und mit sich herumschleppte, wie auch u. U. chronische Krankheiten, da das gesamte Energiefeld des Körpers insgesamt gestärkt und harmonisiert wird und der körpereigene Energiefluss in Balance gebracht wird.

Auf emotionaler und energetischer Ebene können alte seelische Verletzungen erlöst und geheilt werden wie auch uralte Traumata aus früheren Leben, die Menschen häufig schon seit vielen Leben in sich tragen. Diese werden durch die spirituelle Arbeit erlöst und integriert bzw. seelisch geheilt. Welch intensive Belastung sie für einen bedeutet haben, kann man oft erst in der ganzen Tiefe und Tragweite erkennen, nachdem man sich von ihnen befreien konnte und sie sich aufgelöst haben.

Diese „karmischen Altlasten", wie ich sie gerne nenne, zeigen sich deutlich bei allen Anwendungen des Geistigen Heilens, gerade in Kombination mit allen eingesetzten Heilsteinen. Die Tatsache, dass sie dabei ins Bewusstsein drängen, zeigt, dass sie durch die energetischen Behandlungen angestoßen werden und in Bewegung kommen. Sie werden aber nicht nur ins Bewusstsein gehoben, sondern können auch verarbeitet und dauerhaft aufgelöst werden. Zusätzliche Hilfe bieten gerade dazu die erlernten Techniken der Rebirthing-Atmung, des „Clearings" wie auch der indianischen Akupunktur, die mit zu den stärksten und wirksamsten Methoden und Werkzeugen gehören, die man aus energetischer Sicht für sich anwenden kann und eine unfassbar große Hilfestellung für den eigenen spirituellen Weg bieten, wie man es nie zuvor geahnt hätte.

Auf der spirituellen Ebene wird man durch die Ausbildung zu einem umfassenden und tiefgreifenden Verständnis des Lebens, des Menschseins, kosmischer Zusammenhänge sowie energetischer und spiritueller Gesetzmäßigkeiten gelangen, die man in dieser Deutlichkeit und Klarheit niemals in einer einzelnen spirituellen Richtung gefunden hätte oder hätte verwirklichen können. Dadurch wird man sämtliche Geschehnisse wie auch sein gesamtes Leben mit anderen Augen wahrnehmen lernen und befähigt sein, sich und andere Menschen glücklich zu machen und ein freudvolles und erfülltes Leben zu führen, das von einem tiefen spirituellen Sinn, der Erfahrung kosmischer Fülle in allen Bereichen sowie innigster Verbindung zur göttlichen Quelle getragen ist.

Ganz konkret geht es aber im praktischen und pragmatischen Sinne darum, alles Wichtige und Wirksame über Geistiges Heilen, Handauflegen, Fernheilungsmethoden sowie Erdheilung zu erlernen, darin Übung zu bekommen und dabei auch die unterschiedlichsten Werkzeuge anzuwenden. Man wird in die Lage versetzt, zukünftig als Heiler, Heilpraktiker, Arzt, Therapeut usw. energetisch hoch wirksam und äußerst effektiv zu arbeiten, und kann damit nicht nur Menschen, sondern alle Wesen und Mutter Erde selbst tatkräftig und effektiv in ihrer Heilwerdung unterstützen.

In keiner derzeit angebotenen spirituellen, therapeutischen oder energetischen Richtung oder Ausbildung wird man ein solch umfassendes Sortiment von Möglichkeiten, Techniken und Werkzeugen in die Hand bekommen, da sämtliche Ausbildungsmethoden fast immer nur eine einzige bestimmte Technik propagieren, die sie vermitteln oder auf die sie ihren Schwerpunkt legen. Deshalb ist es mir in dieser Ausbildung überhaupt das Wichtigste, jedem einzelnen Teilnehmer die essentiellen Grundsätze und energetischen Prinzipien, die hinter all den unterschiedlichsten Techniken und Methoden liegen, zu vermitteln. Mit diesem Basiswissen kann dann jeder viel freier und selbstbewusster mit den erlernten Methoden und Techniken umgehen und sie so einsetzen, wie sie jeweils von Situation zu Situation am wirksamsten sind oder am sinnvollsten erscheinen. Denn erst die meisterliche Nutzung seiner eigenen Werkzeuge kennzeichnet einen wahren Meister, was auf jemanden, der sich jahrzehntelang nur auf ein einziges Werkzeug und eine einzige Technik beschränkt hat, nicht zutrifft, weil er nur ganz bestimmten und vereinzelten Bedürfnissen entsprechen kann.

Letztendlich ist es das oberste Ziel der gesamten Ausbildung, Energiemeister über seine eigene Existenz zu werden, weil man das gesamte Leben - egal ob physische, energetische, feinstoffliche oder geistige Erscheinungs-formen - als unterschiedlichste Energiemanifestationen wahrnimmt und verstehen gelernt hat.

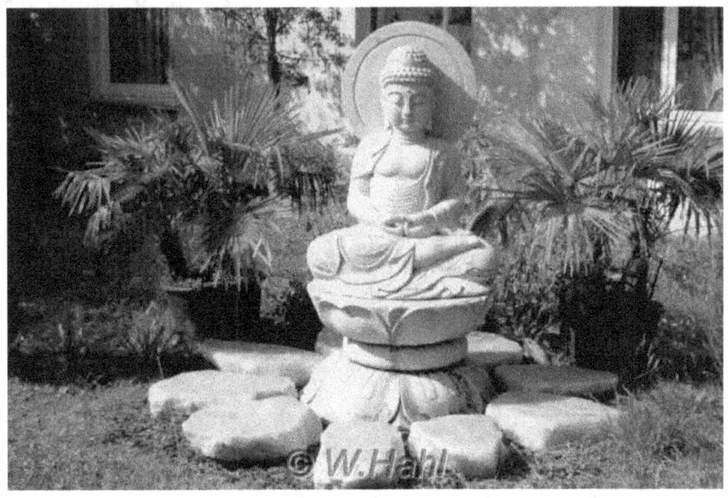

Denn nur wenn man seine eigene Existenz und Lebensenergie gemeistert hat und einem diese vollumfänglich in ihrer ganzen Bandbreite zur Verfügung steht, wird man auch entsprechend fähig sein, höchst wirksam als Mensch wie als Heiler/in für seine Mitmenschen, alle Tiere, Pflanzen, die Natur und sogar den gesamten Planeten Erde effektiv und heilsam wirken zu können.

Auf diesem Weg beschreitet man deshalb auch eine Persönlichkeitsschulung, die einem unter anderem mit den erlernten fernöstlichen Kampfkunsttechniken hilft, über sich selbst und seine eigenen Beschränkungen hinaus zu wachsen und Dinge zu vollbringen, die man sich früher niemals zugetraut hätte. Man wird charakterlich immer mehr gefestigt werden und dabei die eigenen Ideale umsetzen und leben können, sodass sich schließlich auch die höchsten spirituellen Ziele letztendlich manifestieren.

Durch die Beschäftigung mit all den unterschiedlichen Heilmethoden entsteht bei jedem auch ein neues energetisches Verständnis von Krankheit und Gesundheit, Leben und Tod sowie den unterschiedlichsten Energiezuständen, das weit darüber hinaus geht, was man normalerweise z.B. als Arzt, Heilpraktiker, Heiler oder Therapeut kennt. Denn diese betrachten solche Zusammenhänge, bedingt durch ihren Beruf, meistens nur aus einem bestimmten Blickwinkel und können deshalb oft dahinter liegende energetische, spirituelle oder karmische Zusammenhänge nicht erkennen und auch nicht auflösen.

Nicht umsonst stellt man daher als Patient immer wieder fest, dass die meisten Ärzte die Ursachen von Krankheiten und Problemen auf der biochemischen und mechanischen Ebene des Körpers vermuten und alles dort lösen wollen. Während Heilpraktiker oftmals alles auf der Ernährungsebene abhandeln und durch naturheilkundliche Verfahren heilen wollen und Psychotherapeuten wieder vorrangig alles aus psychosomatischer Sicht betrachten und darin oftmals die alleinige Ursache von Erkrankungen aller Art feststellen. Doch wird diese einseitige Betrachtungsweise uns Menschen als vielschichtige Wesen nicht gerecht, weil wir einerseits körperlichen und atmosphärischen Einflüssen genau so wie der Wirkung unterschiedlichster Nahrung oder Witterungsverhältnisse ausgesetzt sind. Andererseits reagieren wir viel stärker psychosomatisch, als es uns bewusst ist. Doch dahinter verbergen sich letztendlich fast immer spirituelle Zusammenhänge, die karmischer Natur sein können oder im jetzigen Leben, z.B. in der frühen

Kindheit, den Grundstein für unsere Probleme und Erkrankungen gelegt haben.

Das höchste Ziel aus taoistischer Sicht ist es, ein so genannter „Unsterblicher" zu werden. Das bedeutet natürlich nicht, noch tausende Jahre in seinem physischen Körper weiter zu leben, sondern sich seiner unsterblichen Seele nicht nur bewusst zu sein, sondern mit Hilfe der von ihr entwickelten geistigen Kräfte und Fähigkeiten es auch zu schaffen, die körperliche, energetische wie geistige Ebene gemeistert zu haben.

Viele Heilige und Verwirklichte haben es vorgelebt und konnten selbst entscheiden, ob sie eines Tages ihren Körper einfach aufgeben und sterben lassen oder ihn bei ihrem Tode mitnehmen und transformieren, sodass nichts zurück bleibt. Andere haben einen Körper zurückgelassen, der nicht verweste (wie z.B. Swami Yogananda), um damit der Nachwelt ein deutliches Zeichen zu setzen.

Dieser Lichtkörper besteht nur noch aus reinem Licht und Bewusstsein, den man aber mittels seiner geistigen Kräfte jederzeit zu einem grobstofflichen Körper verdichten kann, wenn es nötig scheint. Als ein solcher „Unsterblicher" kann man auch an unterschiedlichsten Orten der Erde oder des Universums in Erscheinung treten und zum Wohl aller Wesen wirken, um diese nach besten Fähigkeiten und Möglichkeiten in ihrer spirituellen Entwicklung zu unterstützen. Ansonsten ruht man als reines allumfassendes Bewusstsein mit ihm vereint im göttlichen Urgrund.

Normalerweise dauert es viele tausend Inkarnationen, bis eine Seele sich dahin entwickelt hat, wie es in alten Schriften und heiligen Texten immer wieder heißt. Allerdings wurde auch seit jeher in allen alten geheimen Einweihungswegen immer wieder darauf hingewiesen, dass dieser langwierige

Entwicklungsprozess durch intensives Bemühen und regelmäßiges Üben der erlernten Techniken dazu führen kann, dass er enorm abgekürzt wird und es einem bereits in einem einzigen Leben gelingen kann, bis zur höchsten Entwicklungsstufe vorzudringen und diesen Lichtkörper zu entwickeln.

Einer meiner koreanischen Kampfkunstmeister sagte einmal zu mir: „Das letzte Ziel eines Kampfkunstmeisters ist es, seine Schüler so selbstständig zu machen und zu trainieren, dass man als Meister überflüssig wird! Und ein guter Meister zeichnet sich dadurch aus, dass er noch bessere Schüler hervorbringt!"
Dieses Motto habe ich mir zeitlebens auf die Fahne geschrieben, da ich immer wieder in verschiedensten spirituellen, naturheilkundlichen wie psychotherapeutischen Richtungen erlebte oder mit ansah, dass Menschen unnötigerweise als Schüler und Schülerinnen viele Jahre lang klein gehalten oder abhängig gemacht wurden. Weil ihre Ausbilder Angst hatten, dass ihre Schüler sie verlassen oder eigene Wege gehen würden, somit nicht mehr kontrollierbar wären und ihnen eines Tages vielleicht Konkurrenz machen würden. Dies hat mich immer wieder enttäuscht, erbost oder traurig gemacht, weil es mir einfach jedes Mal die unzulängliche Reife der jeweiligen Lehrer klar machte und mir ihr Mangelbewusstsein wie auch ihr Handeln aus unterbewussten Ängsten heraus aufzeigte. Streng genommen haben sie sich mit diesem Verhalten als Lehrer und Ausbilder in meinen Augen dadurch letztendlich sogar disqualifiziert.
Mein Ziel ist es, dass sich am Ende dieser Ausbildung jeder einzelne/r Teilnehmer/in zu einem vollwertigen ausgereiften spirituellen Wesen entwickelt hat, das danach stark,

selbstbewusst und spirituell an die Quelle des Lebens angebunden ist. Auch dass man zukünftig keine Zeit mehr mit weiterer spiritueller Suche vergeuden muss oder sich mit dem Ausprobieren verschiedener Methoden oder moderner Techniken, die gerade propagiert werden, verzettelt. Also ein natürlicher und geerdeter Mensch, der sein Ziel vollkommen klar vor Augen hat und der sich bereits mit großen Schritten auf dem Weg dorthin befindet und sich dessen auch bewusst ist.

Deshalb möchte ich mit der Ausbildung des KRISTALL-KI-DO® möglichst viele Menschen dahingehend unterstützen, dass sie so eigenständig und selbstbewusst werden, dass ich als Lehrer möglichst schnell für sie überflüssig werde. Denn nachdem ich sie mit einem umfassenden „Werkzeugkasten" spiritueller und energetischer Methoden ausgestattet habe, sollen sie ihrer eigenen Intuition folgen und ihren Weg geradlinig und fokussiert gehen können. Wenn sie aber darüber hinaus die menschliche Verbindung und die spirituelle Tiefe, die zwischen uns während der Ausbildung entstanden ist, weiterhin pflegen und erhalten möchten, freue ich mich natürlich darauf, sie zukünftig jederzeit als Freunde auf dem Weg und spirituelle Geschwister bei mir willkommen zu heißen und das eine oder andere Mal gemeinsam mit ihnen das Leben zu feiern.

So wünsche und hoffe ich, dass möglichst viele Ausbildungsteilnehmer/innen die innere Sehnsucht danach verspüren und sich nach Kräften bemühen werden, diesen Weg zu gehen und ihre eigene persönliche Entwicklung bis zur Meisterschaft zu vollenden. Aus solchem Holz sind die wahren Heiligen geschnitzt, die nur allzu selten auf dieser Erde weilten und von denen es zukünftig viele brauchen wird, um all das Leid und die Not zu lindern und die Menschheit aus dem Jammertal heraus zu führen, in das sie sich selbst durch eigenes Verschulden hinein geführt hat. Das wird gerade für die nächsten kommenden Generationen eine fast nicht zu bewältigende Aufgabe und Herausforderung darstellen, wofür sie jede spirituelle Hilfe benötigen werden.

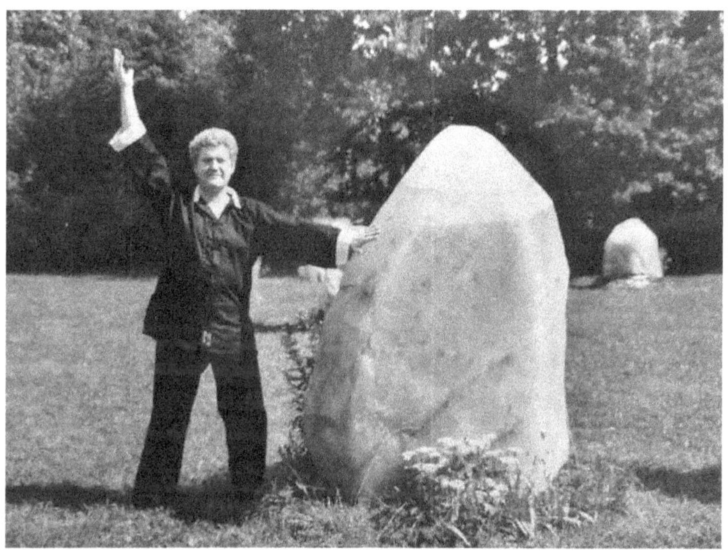

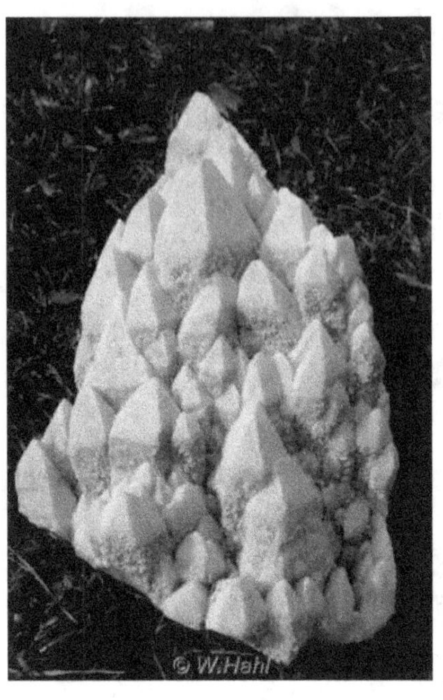

Dieser zentnerschwere Erdenhüter-Sprossenkristall aus Portugal symbolisiert auf natürliche Weise, dass viele einzelne Individuen mit der selben spirituellen Grundausrichtung und dem selben Ziel insgesamt eine Einheit bilden können und dadurch ein Energiefeld erschaffen, das enorme Wirkungen und Ausmaße annehmen kann, die weit über die Möglichkeiten jedes Einzelnen hinaus gehen.

So wird auch jede/r zukünftig ausgebildete/r Lehrer/in des KRISTALL-KI-DO® in jeglicher Hinsicht von dem kraftvollen, harmonischen sowie umfassenden Energie- und Bewusstseinsfeld für sich profitieren und es für sich nutzen können, das nicht nur aus den in dieser Richtung arbeitenden Menschen, sondern auch all den daran beteiligten und dabei genutzten Erdenhüter-Kristallen gebildet wird und von jedem Beteiligten wahrgenommen werden kann.

VI. Tabellarische Zusammenfassung der einzelnen Ausbildungsgrade

1. Grad des KRISTALL-KI-DO®
(Weiße Schärpe – „Suchender")

Selbstheilungs-Methoden und Techniken

1) Grundtechniken der Erdung.

2) Aktivierung des Energieflusses der Erde durch die Füße und Beine zum Nabel-Chakra (Dan-Dien).

3) Grundübung „Stehen wie ein Baum" mit zusätzlichem Einsatz natürlicher Laser-Kristalle (Nadelquarze) sowie spezieller Übungs-Modifikation zur schrittweisen Reinigung und Aktivierung aller Chakren-Ebenen des Körpers.

Kristall-Qi Gong

1) Die wichtigsten Energieprinzipien zur Anregung des Energie- (Chi-) Flusses in Theorie und Praxis – Teil 1.

2) Die zentrale Grundübung (Arme schwingen) von Qi Gong und Tai-Chi.

3) Die ersten 5 Energieweckungs-Übungen der klassischen Übungsfolge „Die 15 Grundbewegungen des Tai-Chi".

<u>Geistiges Heilen und Handauflegen</u>

1) Speziell entwickelte Energieweckungs-Übungen für die Hände (als praktische Übungen im Sitzen).

2) Ausführliche Erläuterung der Grundprinzipien des Geistigen Heilens.

3) Praktische Übung: Gegenseitiges „Behandeln" sämtlicher wichtiger Kopfpositionen beim sitzenden Empfänger.

<u>Fernheilungs-Techniken und Meditationen</u>

Theoretische Erläuterungen zur Funktionsweise geistiger Fernheilung und praktische Übungen:

1) Gegenseitiges Erfühlen der Aura des anderen und ihrer jeweiligen Chakren.

2) Gegenseitiges Geistiges Heilen mit dem Einsatz / Visualisieren von Farben zu den jeweiligen Chakren.

3) Gegenseitiges Erspüren von Schwachstellen auf Abstand und direktes Senden von Heilungs- und Lichtenergien.

<u>Fernöstliche Kampfkunst- und Selbstverteidigungs-Techniken</u>

Theorie und praktische Übungen:

1) Die Wichtigkeit und Bedeutung tiefer Bauchatmung und geerdeten Stehens.

2) Die Wichtigkeit und Bedeutung einer selbstbewussten Körperhaltung, Gangs sowie Blickkontakts zum Gegenüber.

3) Die Wichtigkeit und Bedeutung von Konzentration und hilfreichen Vorstellungen/Visualisierungen innerer Bilder.

4) Effektiver „Push" gegen Angreifer in Kombination mit
   Kampfschrei („Kiai").

5) Energetisch wirksamer Fauststoß, auch in Kombination mit
   Bergkristall-Trommelsteinen.

<u>Erdheilungs-Methoden</u>

1) Die Erde als lebendiges Geistwesen verstehen, erfahren
   und kennen lernen.

2) Die Erde in ihren 3 Aspekten als Jungfrau, Mutter und
   Großmutter sowie ihnen zugeordnete Farben.

3) Innere Kontaktaufnahme, Kommunikation und geistiger
   Austausch mit Mutter-Erdenergie.

4) Erste praktische Schritte in geistig-energetischer
   Erdheilung.

5) Die Bedeutung, Wirkung und Einsatz des 1. weltweiten
   Steinkreises gigantischer Erdenhüter-Kristalle aus
   Bergkristall.

<u>Kristall- und Edelsteinlehre /</u>
<u>Heilstein-Therapien</u>

1) Die grundsätzlichen Wirkprinzipien von sämtlichen
   Quarzkristallen auf unterschiedlichste Energiefelder.

2) Die Energie- und Heilwirkung von Bergkristall auf geistige,
   emotionale wie auch körperliche Prozesse und Tätigkeiten.

3) Vorstellung und Erläuterungen zu den spezifischen
   Anwendungsmöglichkeiten aller wichtigen Bergkristall-
   Sorten, Variationen und Formen als Trommelstein,
   Einzelkristall, Doppelender, Anhänger, Laser, Kugel, Rutil-
   Quarz, Erdenhüter-Kristall

Spirituelle Einweihungen

1) Spirituelles Grundwissen: Die Kraft / das Potenzial unseres eigenen Geistes. Die eigentliche Essenz unseres eigenen Wesens.

2) Der Kreislauf der Wiedergeburten. Die Reise der Seele und ihr endgültiges Ziel.

3) Die höchsten und letztendlichen spirituellen Ziele des KRISTALL-KI-DO®.

4) Energie- und Lichterfahrung während einer kompletten Chakren-Legung von Bergkristallen und Erdenhüter-Kristallen.

2. Grad des KRISTALL-KI-DO®
(Gelbe Schärpe – „Lehrling")

Selbstheilungs-Methoden und Techniken

Theoretischer Teil:

1) Wichtige Grundlagen zur Entwicklung der eigenen Selbstheilungs-Fähigkeit.

2) Die zentrale Bedeutung und praktische Umsetzung von Selbstachtung und Selbstliebe.

Praktischer Teil:

1) Wirksames und effektives Handauflegen bei sich selbst im Sitzen und Liegen.

2. Wirksames und effektives Handauflegen bei sich selbst im Sitzen und Liegen in Kombination mit Steinlegungen.

Kristall-Qi Gong

1) Die wichtigsten Energieprinzipien zur Anregung des Energie- (Chi-) Flusses in Theorie und Praxis – Teil 2.

2) Die zentrale Grundübung (Arme schwingen) von Qi Gong und Tai-Chi in intensivierter/ weiterentwickelter Form.

3) Die ersten 5 Energieweckungs-Übungen der klassischen Übungsfolge „Die 15 Grundbewegungen des Tai-Chi" in

Kombination mit 2 Laser-Kristallen / Behandlerstäben und Erdenhüter-Kristallen.

4) Die Übungen 1-3 der zwölfteiligen Übungsserie der von Meister Wolfgang entwickelten Qi Gong-Form „Die 12 Naturbeobachtungen des unsterblichen Taoisten", die zu den stärksten existierenden Qi Gong-Übungen zählen.

Geistiges Heilen und Handauflegen

1) Supervision zu den speziell entwickelten Energieweckungs-Übungen für die Hände (als praktische Übungen im Sitzen.

2) Effektive Einstimmung auf Geistiges Heilen.

3) Die wichtigsten und stärksten Übungen und Einstimmungstechniken zum Geistigen Heilen.

4) Gegenseitiges Behandeln und Üben sämtlicher wichtiger Kopfpositionen beim liegenden Empfänger.

5) Die wichtigsten Abschlusstechniken beim Behandeln in Theorie und Praxis.

Fernheilungs-Techniken und Meditationen

1) Effektive Einstimmung auf Fernheilungs-Meditationen.

2) Die richtige Auswahl von Bergkristall- oder Amethyst-Erdenhüter-Kristallen für den Empfänger von Fernheilung.

3) Reinigung, energetisch richtige Positionierung sowie geistig-energetische Vernetzung des stimmigen Erdenhüter-Kristalls mit der Sender- und Empfängerperson als Generator- und Verstärker-Kristall beim Durchführen von Fernheilungen.

4) Die richtige Auswahl von möglichen und geeigneten zusätzlichen Empfänger-Kristallen zur energetischen Verbesserung und Verstärkung der eintreffenden Licht- und Heilenergien beim Empfänger.

5) Üben gegenseitiger Fernheilungs-Behandlungen von sämtlichen wichtigen Kopfpositionen unter zusätzlichem Einsatz passender und geeigneter Erdenhüter-Kristalle als Senderverstärker sowie kleiner Kristalle zur Empfangs-verstärkung.

Fernöstliche Kampfkunst- und Selbstverteidigungs-Techniken

1) Supervision zu den erlernten Techniken des 1. Grades.

2) Die 4 wichtigsten Grundstellungen in den ostasiatischen Kampfkünsten.

3) Richtig ausgeführter Fauststoß im Reiterstand gezielt zu allen Körpersegmenten eines imaginären Gegners.

4) Richtig ausgeführter Fauststoß im Vorwärts- und Rückwärtsgehen in Kombination mit Seitwärts-Block nach innen.

5) Fußtritte: Geradeaus-Kick (mittlere und obere Stufe, stehend, abwechselnd beim Vorwärts- und Rückwärtsgehen.

Erdheilungs-Methoden

1) Die Bedeutung, Wirkung und Einsatz des 2. überdimensionalen Steinkreises aus Amethyst-Erdenhüter-Kristallen des von Meister Wolfgang aufgebauten europaweiten Netzwerkes.

2) Verschiedene Erdheilungs-Meditationen für Mutter Erde durch das europaweite Netzwerk aus Amethyst-Erdenhütern.

Kristall- und Edelsteinlehre / Heilstein-Therapien

1) Die Energie- und Heilwirkung von Amethyst auf geistige, feinstoffliche wie auch körperliche Prozesse und Tätigkeiten.

2) Vorstellung und Erläuterungen zu den spezifischen Anwendungsmöglichkeiten aller wichtigen Amethyst-Sorten, Variationen und Formen als Trommelstein, Einzelkristall, Doppelender, Anhänger, Laser, Kugel, Ametrin, Erdenhüter-Kristall.

Spirituelle Einweihungen

1) Die Amplitude des Lebens:

a) Verfestigung, Strukturierung, Klärung und Stabilisierung durch Bergkristall.

b) Auflösung verhärteter Formen und Energien, Dynamisierung, Bewegung und Transformation durch Amethyst.

2) Die kosmisch-göttliche Energiequelle als Ur-Vater- und Ur-Mutter-Energie; Shiva/ Shakti; Yin/Yang.

3) Komplette Chakren-Legung mit Amethyst-Kristallen bzw. Drusenstücken sowie großem Erdenhüter-Kristall.

3. Grad des KRISTALL-KI-DO®
(Orange Schärpe – „Adept")

<u>Selbstheilungs-Methoden und Techniken</u>

Ganzheitliche Selbstheilungs-Meditation im Liegen:

Lenken und Leiten von Geistigem Licht in Kombination mit Erd-Energien durch die Fuß-Chakren hinauf in sämtliche Körperbereiche und zu sämtlichen Organen.

<u>Kristall-Qi Gong</u>

1) Die wichtigsten Energieprinzipien zur Anregung des Energie-/ Chi-Flusses in Theorie und Praxis – Teil 3.

2) Supervision zu den 5 Energieweckungs-Übungen der klassischen Übungsfolge „Die 15 Grundbewegungen des Tai-Chi" in Kombination mit 2 Laser-Kristallen / Behandlerstäben und Erdenhüter-Kristallen.

3) Weiterführende Energieleit-Übungen 6-10 aus der selben Qi-Gong-Form „Die 15 Grundbewegungen des Tai-Chi".

4) Die Übungen 4-6 der zwölfteiligen Übungsserie der von Meister Wolfgang entwickelten Qi Gong-Form „Die 12 Naturbeobachtungen des unsterblichen Taoisten", die zu den stärksten existierenden Qi Gong-Übungen zählen.

<u>Geistiges Heilen und Handauflegen</u>

1) Sämtliche wichtigen Fuß-Positionen und ihre energetischen Entsprechungen und Zusammenhänge in Theorie und Praxis.

2) Partnerweise gegenseitiges Behandeln und Üben sämtlicher Fuß-Positionen.

3) Die energetischen Tücken beim Behandeln von
Fußpositionen und die Wirkungsweise der Fuß-Chakren.

Fernheilungs-Techniken und Meditationen

1) Partnerweise gegenseitiges Behandeln und Üben mit
räumlicher Distanz sämtlicher wichtiger Fuß-Positionen.

2) Der Einsatz von Rauchquarz-Erdenhüter-Kristallen als
„Generator- und Senderkristalle".

3) Der Einsatz kleiner Amethyst-Doppelender als Empfängerkristalle auf dem 3. Auge.

Fernöstliche Kampfkunst- und
Selbstverteidigungs-Techniken

1) Tritte: Halbkreis-Kick in 2 Höhen

2) Abwehr-Techniken: Seitwärts-Block nach innen und außen

3) Kick, Block und Fauststoß als Kombination beim Vorwärts-
und Rückwärtslaufen

Erdheilungs-Methoden

1) Radiästhetisches Austesten (Pendeln) lernen und üben.

2) Die Bedeutung von Leylines.

3) Leylines aktivieren, verbinden oder verstärken durch den
Einsatz von Quarzkristallen.

4) Kleine Bergkristalle, Amethystkristalle und Rosenquarze zur
Heilung von Bäumen einsetzen und „pflanzen".

Kristall- und Edelsteinlehre / Heilstein-Therapien

1) Die Energie- und Heilwirkung von Rauchquarz auf geistige, feinstoffliche wie auch körperliche Prozesse und Tätigkeiten.

2) Vorstellung und Erläuterungen zu den spezifischen Anwendungsmöglichkeiten aller wichtigen Rauchquarz-Sorten, Variationen und Formen als Trommelstein, Einzelkristall, Doppelender, Anhänger, Laser, Kugel, Elestial, Erdenhüter-Kristall.

Spirituelle Einweihungen

1) Der energetische Schutz vor dunklen Energien, dämonischen Kräften und Wesenheiten und vor schwarzmagischen Angriffen.

2) Die Bedeutung und Wichtigkeit, seine eigenen Schatten zu erhellen, zu transformieren und zu integrieren.

3) Geführte Meditation: „Reise durch die eigene Unterwelt der Seele".

4) Ängste, Schuldgefühle und „negatives Karma" verstehen und auflösen lernen.

5) Komplette Chakren-Legung mit kleinen Einzelkristallen von Rauchquarz sowie großem Einzelkristall zwischen den Füßen.

4. Grad des KRISTALL-KI-DO®
(Grüne Schärpe – „Adjutant")

Selbstheilungs-Methoden und Techniken

1) Selbstheilungs-Meditation im Sitzen: Die „Amrith-Meditation" eines chinesischen Unsterblichen zur Regenerierung, Belebung, Heilung und Verjüngung sämtlicher Körperzellen.

2) Tiefgreifende Reinigungs-Atem-Sitzung („Rebirthing").

Kristall-Qi Gong

1) Die wichtigsten Energieprinzipien zur Anregung des Chi-Flusses in Theorie und Praxis – Teil 4 mit Chi-Demonstrationen

Wiederholung und Supervision zu:

2) Die ersten 5 Energieweckungs-Übungen und 5 Energieleit-Übungen der klassischen Übungsfolge „Die 15 Grundbewegungen des Tai-Chi" in Kombination mit 2 neuen anderen Arten von Laser-Kristallen / Behandlerstäben und neuen Arten von Erdenhüter-Kristallen

3) Die Übungen 7-9 der zwölfteiligen Übungsserie der von Meister Wolfgang entwickelten Qi Gong-Form „Die 12 Naturbeobachtungen des unsterblichen Taoisten", die zu den stärksten existierenden Qi Gong-Übungen zählen

Geistiges Heilen und Handauflegen

1) Sämtliche wichtigen Positionen der Vorderseite des Körpers und ihre energetischen Entsprechungen und Zusammenhänge in Theorie und Praxis.

2) Partnerweise gegenseitiges Behandeln und Üben der vorderseitigen Positionen.

3) Chakren-Ausgleichs-Technik zu den 7 Haupt-Chakren.

Fernheilungs-Techniken und Meditationen

1) Sämtliche wichtigen Positionen der Vorderseite des Körpers.

2) Partnerweise gegenseitiges Behandeln und Üben mit räuml. Distanz sämtlicher wichtiger Positionen der Vorderseite.

3) Der Einsatz von Bergkristall-, Rauchquarz-, Amethyst- und Rosenquarz-Erdenhüter-Kristallen als „Generator- und Senderkristalle".

4) Der Einsatz von unterschiedlichen kleinen Quarz-Doppelendern und anderer seltener Kleinmineralien als Empfängerkristalle auf dem 3. Auge.

Fernöstliche Kampfkunst- und Selbstverteidigungs-Techniken

1) Tritte: Rückwärts-Kick

2) Abwehr-Techniken: Aufwärts- und Abwärts-Block

3) Schlag-Techniken: Fingerspitzen-Stoß, Offene-Hand-Stoß

4) Kombination sämtlicher bisheriger Techniken beim Vorwärts- und Rückwärtslaufen

Erdheilungs-Methoden

1) Das Ausbringen („Pflanzen") kleiner Quarzkristalle,
Rosenquarzstücke sowie bunter Heilsteine an geschädigten
Naturplätzen, Gärten sowie in Teichen und Flüssen.

2) Radiästhetisches Austesten geeigneter Stein-Sorten für
Naturheilung.

3) Aufladen und „Eintunen" kleinerer Heilsteine als
„energetisches Upgrading" zur Naturheilung.

Kristall- und Edelsteinlehre /
Heilstein-Therapien

1) Die Energie- und Heilwirkung von Rosenquarz auf geistige,
feinstoffliche wie auch körperliche Prozesse und
Tätigkeiten.

2) Vorstellung und Erläuterungen zu den spezifischen
Anwendungsmöglichkeiten aller wichtigen Rosenquarz-
Sorten, Variationen und Formen als Trommelstein,
Einzelkristall, Doppelender, Anhänger, Kugel, Laser,
Freeform-Skulptur, Lavendelquarz, Erdenhüter-Kristall.

Spirituelle Einweihungen

1) Chakren-Legung mit unterschiedlichen Sorten von
Rosenquarz.

2) Geführte Meditation: „Traumreise zum Inneren Heiler".

3) Der Unterschied von Selbstliebe, persönlicher Liebe,
bedingungsloser göttlicher Liebe und kosmischer Liebe.

5. Grad des KRISTALL-KI-DO®
(Blaue Schärpe – „Botschafter")

<u>Selbstheilungs-Methoden und Techniken</u>

1) Die 8 Haupt-Chakren sowie die 4 Hand- und Fuß-
   Nebenchakren in Theorie und Praxis.

2) Selbstheilungs-Meditation zu den einzelnen Chakren: Die
   Aktivierung des Inneren Regenbogens.

3) Tiefgreifende Reinigungsatem-Sitzung („Rebirthing") in
   Kombination mit spezifischen unterstützenden Quarz-
   Kristallen.

<u>Kristall-Qi Gong</u>

1) Die Übungen 9-12 der zwölfteiligen Übungsserie der von
   Meister Wolfgang entwickelten Qi Gong-Form
   „Die 12 Naturbeobachtungen des unsterblichen Taoisten",
   die zu den stärksten existierenden Qi Gong-Übungen
   zählen.

2) Die wichtigsten Energieprinzipien zur Anregung des
   Energie-/ Chi-Flusses in Theorie und Praxis – Teil 5.

3) Chi-Tests und Chi-Demonstrationen.

4) Energiesammel- und Abschluss-Übungen (Übung 11-15
   aus der klassischen Übungsfolge „Die 15
   Grundbewegungen des Tai-Chi").

<u>Geistiges Heilen und Handauflegen</u>

1) Handauflegen: Sämtliche wichtige Positionen der
   Körperrückseite und ihrer energetischen Entsprechungen
   und Zusammenhänge.

2) Partnerweise gegenseitiges Behandeln und Üben
sämtlicher Positionen des Rückens und der Rückseite der
Körpersegmente.

3) Der Einsatz von Laser-Kristallen auf der Wirbelsäule in
Kombination mit Handauflegen.

Fernheilungs-Techniken und Meditationen

1) Der Einsatz von Citrin-Erdenhütern als Generator- und
Sender-Kristalle zur Fernheilung.

2) Partnerweise gegenseitiges Behandeln und Üben
sämtlicher Positionen der Rückseite des Körpers auf
räumliche Distanz.

Fernöstliche Kampfkunst- und Selbstverteidigungs-Techniken

1) Fuß-Tritte: Seitwärts-Kick

2) Seitwärts-Kick in der Vorwärts- und Rückwärtsbewegung

3) Abwehr-Technik: Handkanten-Block

4) Schlag-Techniken: Handkanten-Schlag von innen nach
außen sowie von außen nach innen

5) Kombination sämtlicher bisheriger Techniken in der
Vorwärts- und Rückwärtsbewegung

Erdheilungs-Methoden

1) Geistige Kontaktaufnahme und Kommunikation mit
sämtlichen Arten von Naturwesen.

2) Das Anlegen und Errichten von „Natur-Altären" sowie
Kraftplätzen für Naturwesen.

3) Radiästhetische Austestung sowie Platzierung spezifischer
Quarz-Kristalle, Kristall-Grüppchen und Kleinmineralien zur
Erschaffung von „Natur-Altären" und Kraftplätzen für
Naturwesen.

<u>Kristall- und Edelsteinlehre /
Heilstein-Therapien</u>

1) Die Energie- und Heilwirkung von Citrin auf geistige,
feinstoffliche wie auch körperliche Prozesse und
Tätigkeiten.

2) Vorstellung und Erläuterungen zu den spezifischen
Anwendungsmöglichkeiten aller wichtigen Citrin-Sorten,
Variationen und Formen als Trommelstein, Einzelkristall,
Doppelender, Anhänger, Laser, Kugel, Lemon-Citrin sowie
Erdenhüter-Kristall.

<u>Spirituelle Einweihungen</u>

1) Chakren-Legung mit unterschiedlichen Sorten und Formen
seltener Citrin-Quarzkristalle.

2) Geführte Meditation: Kontaktaufnahme zum „Sonnen-
Logos".

3) Die Bedeutung und Auswirkung in unserem Leben von
Fülle- und Mangelbewusstsein.

4) Geführte Meditation: Traumreise zum Geist von Mutter
Erde.

6. Grad des KRISTALL-KI-DO®
(Braune Schärpe – „Manifestierer")

Selbstheilungs-Methoden und Techniken

1) Selbstheilungs-Meditation: Innere Kommunikation mit den eigenen Organen und Schwachstellen.

2) Heilvisualisierungen und Affirmationen zu eigenen Schwachstellen und erkrankten Organen.

3) Erste Übungen (Meditationen und Visualisierungen) zur Erschaffung eines unsterblichen Lichtkörpers.

4) Tiefgreifende Reinigungsatem-Sitzung („Rebirthing") in Kombination mit spezifischen unterstützenden Quarz-Kristallen.

Kristall-Qi Gong

1) Supervision zu der kompletten Form „Die 15 Grundbewegungen des Tai-Chi".

2) Supervision zur kompletten zwölfteiligen Übungsserie der von Meister Wolfgang entwickelten Qi Gong-Form Die 12 Naturbeobachtungen des unsterblichen Taoisten", die zu den stärksten existierenden Qi Gong-Übungen zählen.

3) Der Einsatz von Laser-Kristallen bei den Abschluss-Übungen 11-15 der Qi-Gong Form „Die 15 Grundbewegungen des Tai-Chi"

4) Chi-Tests und Chi-Demonstrationen zu diesen Übungen.

Geistiges Heilen und Handauflegen

1) Die Kombination von Handauflegen und dem Einsatz von Quarz-Kristallen.

2) Gegenseitiges Behandeln und Üben einer kompletten und vollständigen Behandlung aller Körperpositionen in Kombination mit allen wichtigen Arten von Quarz-Kristallen.

3) Radiästhetisches Austesten der exakt benötigten Quarz-Kristalle beim gegenseitigen Behandeln üben.

Fernheilungs-Techniken und Meditationen

1) Radiästhetisches Austesten des exakt benötigten Quarz-Kristalls als Generator- und Sender-Kristall bei der partner-weisen Fernheilung üben.

2) Gegenseitiges Üben einer Fernheilung auf räumliche Distanz mit einer kompletten Behandlung sämtlicher wichtiger Körperpositionen.

Fernöstliche Kampfkunst- und Selbstverteidigungs-Techniken

1) Fußtritte: 2 Arten von Kreis-Kicks (einmal von innen nach außen und von außen nach innen)

2) Abwehr-Technik: zweihändiger Aufwärts- sowie Abwärtsblock

3) Multipler Fauststoß in verschiedenen Höhen und Ebenen

4) Kombination sämtlicher bisheriger Techniken in der Vorwärts- und Rückwärtsbewegung

Erdheilungs-Methoden

1) Geistige Kommunikation und Kontaktaufnahme mit dem Bewusstsein eines Platzes („Genius Loci") oder eines Landschafts-Engels.

2) Heilung von Plätzen und Landschaften: Spontanes Improvisieren von Erdheilungs-Techniken, Visualisierungen und Energiearbeit.

Kristall- und Edelsteinlehre / Heilstein-Therapien

1) Die farbliche Zuordnung von Mineralien, Edelsteinen und Heilsteinen zu den unteren 4 Chakren des Körpers.

2) Energetische und geistige Wirkungsweise der wichtigsten bunten Mineralien, Edelsteine und Heilsteine, die den untersten 4 Chakren zugeordnet sind.

3) Spezifische Anwendungsmöglichkeiten im Alltag der vorgestellten Mineralien, Edelsteine und Heilsteine.

Spirituelle Einweihungen

1) Chakren-Legung mit unterschiedlichsten bunten Mineralien und farbigen Edelsteinen und Heilsteinen, die den unteren 4 Chakren zugeordnet werden.

2) Geführte Meditation: Traumreise zum Inneren Meister.

3) Der Unterschied zwischen Opferbewusstsein und Schöpferbewusstsein.

4) Wie werde ich selbst Schöpfer in meinem Leben / wie manifestiert man wichtige Ziele in seinem Leben.

5) Die hohe Kunst effektiver Anwendung von Affirmationen („Bejahungen").

7. Grad des KRISTALL-KI-DO®
(Rote Schärpe – „Wissender")

Selbstheilungs-Methoden und Techniken

1) Selbstheilungs-Meditation: Herzheilungs-Meditation zur Heilung alter Seelenwunden und traumatischer Erinnerungen.

2) Tiefgreifende Reinigungsatem-Sitzung („Rebirthing") in Kombination mit unterstützenden spezifischen Quarz-Kristallen.

3) Transformation von Sexual-Energie in geistige Lichtenergie („Innere Alchemie").

4) Einführung in die Meister-Techniken des chinesischen Tao-Yoga: Die Meditation des „Kleinen Energie-Kreislaufs".

Kristall-Qi Gong

1) Der Einsatz unterschiedlich farbiger Quarz-Kristalle als Laser-Kristalle beim Kristall-Qi Gong.

2) Supervision der kompletten Qi Gong-Form „Die 15 Grundbewegungen des Tai-Chi" in Kombination mit Laser-Kristallen.

3) Übungen 1-4 der „Diamant-Qi Gong-Form" (ehemals geheime Meister-Qi Gong-Form, die als einzige ca. 2000 Jahre lang mit der Lehre des Buddhismus überliefert und an Meister-Schüler weitergegeben wurde).

Geistiges Heilen und Handauflegen

1) Handauflegen in Kombination mit sämtlichen wichtigen Arten bunter Heilsteine, Edelsteine und Mineralien.

2) Radiästhetisches Austesten der vom Behandlungspartner benötigten bunten Heilsteine, Edelsteine und Mineralien.

3) Partnerweise gegenseitiges Behandeln und Üben in Kombination mit sämtlichen bunten Heilsteinen.

4) Energetische Spiralarbeit mit Laser-Kristallen zur Chakren-Behandlung.

5) Der Einsatz von Laser-Kristallen bei energetischen sowie zeremoniellen Handlungen.

Fernheilungs-Techniken und Meditationen

1) Fernheilungs-Kurzform: Komplette Fernheilungs-Meditation in 4 Schritten unter Anwendung 4 spezifischer „Mudras" (rituelle Fingerstellungen).

2) Radiästhetisches Austesten und Einsatz sämtlicher möglicher Sorten von Erdenhüter-Kristallen als Generator- und Sender-Kristalle zur partnerweisen Behandlung üben.

3) Partnerweise gegenseitiges Behandeln über räumliche Distanz mit der erlernten Kurzform.

Fernöstliche Kampfkunst- und Selbstverteidigungs-Techniken

1) Der Einsatz von Laser-Kristallen zur energetischen Selbstverteidigung und Abwehr negativer Energien und Angriffe

2) Fußtritte: Spiral-Kreisel-Kick

3) Abwehr-Techniken: Gleichzeitige Blocks gegen 2 imaginäre
   Angreifer (nach oben, nach unten, seitwärts, gleichzeitig
   synchron sowie gegenläufig)

4) Schlag-Technik: Seitlicher Handrücken-Faustschlag

5) Kombination sämtlicher bisheriger Techniken in alle 4
   Bewegungsrichtungen

Erdheilungs-Methoden

1) Erdheilungs-Meditationen zu allen bedürftigen Pflanzen,
   Tieren, Orten, Landschaften, Umweltproblemen,
   Kriegsschauplätzen usw. in Form einer „Fernheilungs-Liste".

2) Der Einsatz von Erdenhüter-Kristallen bzw. des
   europaweiten Schutzkreises von Amethyst-Erdenhüter-
   Kristallen beim Praktizieren einer „Fernheilungs-Liste" zur
   Erdheilung.

Kristall- und Edelsteinlehre /
Heilstein-Therapien

1) Die Farben und Zuordnungen aller wichtigen bunten
   Mineralien, Edelsteine und Heilsteine zu den oberen 4
   Chakren.

2) Spezifische Anwendungsmöglichkeiten im Alltag der
   wichtigsten bunten Mineralien, Edelsteine und Heilsteine,
   die den oberen 4 Chakren zugeordnet werden.

<u>Spirituelle Einweihungen</u>

1) Chakren-Legung mit sämtlichen Mineralien und farbigen Edelsteinen und Heilsteinen, die den oberen 4 Chakren zugeordnet werden.

2) Einweihung in die väterlich/ männliche Ur-Quelle des Universums durch Meditation vor dem „Vaterenergie-Altar" im geheimen Tempelraum des Zentrums der Erdenhüter-Kristalle.

8. Grad des KRISTALL-KI-DO®
(Violette Schärpe – „Strahlender")

Selbstheilungs-Methoden und Techniken

1) Einführung in die Meister-Techniken des Kriya-Yoga.

2) Erschaffung eines unsterblichen Lichtkörpers.

3) Samadhi und der geistige Weg zum kosmischen Bewusstsein.

4) die Meditation auf das innere Licht und den inneren Ur-Ton.

5) Reinkarnations-Sitzung (Rückführung).

6) Die wichtigsten Grundprinzipien und Eckpunkte bei Rückführungen.

7) Tiefgreifende Reinigungs-Atem-Sitzung („Rebirthing") mit Hilfe spezifischer Quarzkristalle.

Kristall-Qi Gong

1) Üben und Supervision zur kompletten Qi Gong-Form „Die 15 Grundbewegungen des Tai-Chi" mit Einsatz von Laser-Kristallen/ Behandlerstäben.

2) Übungen 5-8 der „Diamant-Qi Gong-Form" (ehemals geheime Meister-Qi Gong-Form, die als einzige ca. 2000 Jahre lang mit der Lehre des Buddhismus überliefert und an Meister-Schüler weitergegeben wurde).

Geistiges Heilen und Handauflegen

1) „Clearings" (energetisch-spirituelle Reinigung) von Einzelpersonen mit Hilfe spezifischer verstärkender Kristalle und Heilsteine; partnerweise gegenseitiges Behandeln üben.

2) Das Auflösen und Neutralisieren von Flüchen, Verwünschungen, schwarzmagischer Angriffe, unterbewusster Selbstzerstörungs-Beschlüsse und -Programme sowie anhaftender Fremdenenergien.

Fernheilungs-Techniken und Meditationen

1) „Fernheilungs-Liste" als Fernheilungs-Meditation mit dem Einsatz sämtlicher Sorten von Erdenhüter-Kristallen als „Generator- und Senderkristalle" zur Fernheilung.

2) Die effektive zeitliche Komprimierung von Fernheilungen für eine große Klientenanzahl bzw. ganze Bevölkerungsgruppen sowie unheilsame globale Entwicklungen.

Fernöstliche Kampfkunst- und Selbstverteidigungs-Techniken

1) Die Energiegesetze hinter Weißer und Schwarzer Magie

2) Feinstoffliche Energiearbeit mit Laser-Kristallen (Gegner/Partner schwächen durch Energieentzug bzw. Gegner/Partner stärken durch Energiezufuhr)

3) Hoher Fersen-Stampf-Tritt von oben, Ellbogenstoß, Kniestoß

4) Freie Kombinationen sämtlicher vorangegangener und bisher erlernter Techniken.

Erdheilungs-Methoden

1) Mentale Fern-Clearings von Kriegsschauplätzen,
   Naturkatastrophen, energetisch belasteten Plätzen, Städten
   und Landschaften.

2) Das geistig-energetische Errichten von violetten
   Lichtsäulen rund um die Erde zur Transformation alter,
   kranker und überholter Energien sowie morphogenetischer
   Felder.

Kristall- und Edelsteinlehre /
Heilstein-Therapien

Theorie und praktische Anwendungsbeispiele:
Der Einsatz seltener und weltweit einzigartiger Mineralien
und Edelsteine zur Unterstützung geistiger Prozesse und zur
Verstärkung spiritueller Fähigkeiten wie z.B. Medialität,
Hellhörigkeit, Hellsichtigkeit sowie Entwicklung kosmischen
Bewusstseins.

Spirituelle Einweihungen

Einweihung in die mütterlich/ weibliche Ur-Quelle des
Universums und Meditation vor dem „Mutter-Energie-Altar"
im geheimen Tempelraum der Erdenhüter-Kristall-Altäre.

9. Grad des KRISTALL-KI-DO®
(Schwarze Schärpe – „Meister und Lehrer")

<u>Selbstheilungs-Methoden und Techniken</u>

1) Einführung in die Meister-Techniken der „Ägyptischen Alchemie".

2) Das Erreichen eines „Gnaden-Körpers" sowie unsterblichen Lichtkörpers.

3) Samadhi und der geistige Weg zum kosmischen Bewusstsein; gemeinsames praktisches Üben.

4) Die wichtigsten Grundprinzipien und Eckpunkte beim Anleiten von „Rebirthing"-Atem-Sitzungen sowie bei Reinkarnations- (Rückführungs-) Sitzungen.

<u>Kristall-Qi Gong</u>

1) Üben und Supervision zur kompletten Qi Gong-Form „Die 15 Grundbewegungen des Tai-Chi" mit Einsatz von Laser-Kristallen/ Behandlerstäben, diesmal in fließender Bewegungsabfolge

2) Supervision zu den Übungen 5-8 der „Diamant-Qi Gong -Form".

3) Übungen 9-12 der „Diamant-Qi Gong-Form" (ehemals geheime Meister-Qi Gong-Form, die als einzige ca. 2000 Jahre lang mit der Lehre des Buddhismus überliefert und an Meister-Schüler weitergegeben wurde)

4) Neu: Vierte Qi-Gong Form: Die von Wolfgang in vielen Jahren entwickelte geheime Meister-Form des KRISTALL-KI-DO® zum Manifestieren höchster Energie- und Lichtqualitäten; Teil 1 (1. Hälfte)

Geistiges Heilen und Handauflegen

„Indianische Lichtakupunktur" in Theorie und Praxis:

Eine bisher unbekannte indianische Energietechnik und Behandlungsform mit Holzstäbchen, die Meister Wolfgang weiterentwickelt und durch den Einsatz von Kristall-Behandlerstäben energetisch verstärkt hat.
Eine der intensivsten und stärksten Methoden von Energiebehandlung, die es überhaupt weltweit gibt.
Partnerweise gegenseitiges Behandeln und Üben mit Kristall-Behandlerstäben.

Fernheilungs-Techniken und Meditationen

„Metta"-Meditation:
Die Ur-Form allumfassender Fernheilungs-Meditationen, die der historische Gautama-Buddha gelehrt hat.
Gemeinsames praktisches Üben mit der verstärkenden Wirkung und Einsatz von Erdenhüter-Kristallen bzw. mit Kreisen und Mandalas aus Erdenhüter-Kristallen.

Fernöstliche Kampfkunst- und Selbstverteidigungs-Techniken

Theorie:

1) Angst- und Aggression, die beiden „energetischen Haken" und Ursachen von Konfrontationen.

2) Selbstverteidigung durch Einsatz geistiger Energie.

3) Die Macht kraftvoller Visualisierungen bei Bedrohung.

Praxis:

1) Fußtritte: Spiralkreisel-Kick

2) Finger-Techniken: Drachen-Klaue, Zwei-Finger-Stoß

3) Die Kombinationen sämtlicher bisher erlernter Techniken

4) Abwehr mehrerer Angreifer

Erdheilungs-Methoden

Energetische Initialzündung für das „Goldene Zeitalter" und Bewusstseinsanhebung der Menschheit durch folgende spezifische Meditationen:

1) Aktivierung des inneren Göttlichen Lichts sämtlicher Menschen weltweit durch das Aussenden goldenen Lichts.

2) Globale Vernetzung geistig-energetischer Lichtbahnen aus goldener Heilungsenergie.

3) Aufbau einer goldenen Lichtaura und morphogenetischen Feldes rund um die Erde.

Kristall- und Edelsteinlehre / Heilstein-Therapien

Starke und effektive Werkzeuge auf dem Weg zur geistigen Meisterschaft:

1) Mehrere Arten seltenster und weltweit einmaliger Meister-Kristalle zur Verstärkung und Beschleunigung sämtlicher Selbstverwirklichungs-Meditationen.

2) Praktische Anleitung zu unbekannten Einsatzmöglichkeiten in Kombination mit den spirituellen Einweihungen.

Spirituelle Einweihungen

1) Die Meisterung des eigenen Ichs.

2) Kriya-Yoga, Tao-Yoga und „Ägyptische Alchemie" mit Meister-Kristallen im geheimen Tempelraum der Erdenhüter-Kristalle-Altäre.

10. Grad des KRISTALL-KI-DO®
(Regenbogenfarbene Schärpe –
„Großmeister und höchste Autorität")

Selbstheilungs-Methoden und Techniken

1) Die vollkommene Atem-Befreiung.

2) Ganzkörper-Atmung.

3) Reinigungs-Atem-Sitzung („Kaltwasser-Rebirthing").

4) Loslassen letzter karmischer Energieschlacken, geistiger Anhaftungen und Widerstände.

Kristall-Qi Gong

1) Supervision zur kompletten 3. Qi Gong-Form „Die Diamant-Form".

2) Neu: Vierte Qi Gong-Form: Die von Wolfgang in vielen Jahren entwickelte geheime Meister-Form des KRISTALL-KI-DO® zum Manifestieren höchster Energie- und Lichtqualitäten; Teil 2 (2. Hälfte)

Geistiges Heilen und Handauflegen

1) Intuitives Heilen.

2) Handauflegen und Energiearbeit in verschiedenen Ebenen des Energiekörpers, Emotionalkörpers und Geistkörpers. Göttliche Gnade kanalisieren als unmittelbare Heilung der Seele und ihres Karmas.

4) Der intuitive Einsatz von Laser-Kristallen.

5) Chakren-Arbeit mit Laser-Kristallen.

Fernheilungs-Techniken und Meditationen

Fernheilungs-Meditationen:

1) Fernheilungen zum Geist von Mutter Erde.

2) Fernheilungen zu Vater Gott und zur Kosmischen Mutter.

3) Fernheilungen zu anderen Planeten.

4) „Geistige Geschenke" senden als intuitive Antwort auf jegliche energetische oder seelische Bedürfnisse.

Fernöstliche Kampfkunst- und Selbstverteidigungs-Techniken

1) Die zentrale Bedeutung des „leeren Geistes" und intuitiven Handelns aus dem Bauch heraus

2) Den angreifenden Gegner durch Liebes-Schwingungen neutralisieren und in das eigene Energiefeld hinein nehmen

3) Die Macht und Wirkung von geistigem Licht und Liebe

4) Die Kunst des Unsichtbar-Machens

Erdheilungs-Methoden

1) Als Regenbogen-Krieger im Dienst des kosmischen Bewusstseins zur Heilung von Mutter Erde.

2) Intuitives und spontanes Erfassen globaler Problemsituationen und direktes entschlossenes Handeln mit erlernten Techniken und Werkzeugen.

3) Spirituelle Eins-Werdung mit den Tieren, Pflanzen, Bäumen, Bergen, Flüssen, Seen, Landschaften und dem Geist von Mutter Erde.

Kristall- und Edelsteinlehre / Heilstein-Therapien

Die Aktivierung brachliegender Gehirnbereiche und damit verbundener geistig-spiritueller sowie energetischer Fähigkeiten durch den spezifischen Einsatz bestimmter seltener Kristalle und Edelsteine.
Praktische Anleitung und gemeinsames Üben mit Hilfe unbekannter Einsatzmöglichkeiten, die aufgezeigt werden.

Spirituelle Einweihungen

1) Einweihung und Meditation in „Advaita Vedanta", das höchste Ziel und Ende aller spirituellen Wege.

2) Die Eins-Werdung mit dem höchsten kosmischen Bewusstsein als das wahre Selbst jenseits aller Illusionen.

3) Gemeinsame Meditationen im Tempelraum der Erdenhüter-Kristall-Altäre.

4) Üben der geistigen Verschmelzung mit dem goldfarbenen Citrin, dem Patriarchen aller versammelten Erdenhüter-Kristalle.

VII. Gürtelprüfungen

Um wirklich optimal von den einzelnen Ausbildungsblöcken zu profitieren, die erlernten Methoden und Techniken leicht nachvollziehen zu können, deren energetische Ebene tatsächlich zu erfassen und selbst zu spüren sowie erfolgreich praktizieren zu können, ist es einfach unerlässlich, dass man das Erlernte zumindest einige Monate lang für sich wiederholt, übt und anwendet, auch wenn dies im Alltag nur unregelmäßig möglich sein sollte.

Denn erst dann macht es wirklich Sinn, weiterführende Ausbildungsgrade zu absolvieren und deren Inhalte zu erlernen und sich anzueignen. Sonst bleibt das Erlernte eine rein intellektuelle Informationsspeicherung und wird nicht verinnerlicht. Auch erzielt es dann nicht die positive energetische wie auch heilsame Wirkung, die damit möglich ist, und befähigt letztendlich auch nicht wirklich dazu, die erlernten Methoden bei anderen Menschen, Tieren, der Natur, der Erde usw. erfolgreich und stimmig anzuwenden.

Um aber für sich eine entsprechende Supervision zu erhalten und zu erfahren, wo man in seiner Entwicklung tatsächlich steht bzw. inwieweit man das Erlernte verinnerlicht hat und fähig ist, es anzuwenden, werden bei jedem Ausbildungsblock (außer unmittelbar nach dem 1. Block) Gürtelprüfungen zu den einzelnen Ausbildungsgraden durchgeführt. Diese sind selbstverständlich freiwillig und müssen nicht absolviert werden, sind aber letztendlich natürlich Voraussetzung, wenn man eines Tages als Lehrer/in in KRISTALL-KI-DO®   das Erlernte weitergeben und unterrichten möchte.

Wer allerdings im privaten oder beruflichen Alltag gerade Phasen durchläuft, wo er/ sie durch große Belastungen,

Handicaps, Erkrankungen oder Schicksalsschläge abgehalten wird, die erlernten Inhalte regelmäßig zu üben und zu praktizieren, kann trotzdem noch einige weitere fortgeschrittene Ausbildungsgrade durchlaufen. Dies sollte dann aber zu Beginn des neuen Ausbildungsblocks im persönlichen Gespräch mit dem Ausbildungsleiter geklärt und begründet werden. Dennoch ist es für die Teilnahme an den weiter fortgeschrittenen Ausbildungsgraden unerlässlich und Voraussetzung, dass man die noch ausstehenden Gürtelprüfungen irgendwann nachholt und erfolgreich absolviert, damit man nicht ständig dem Erlernten „hinterher hinkt".

Bei eventuellem Nichtbestehen einer Gürtelprüfung kann man diese ohne weiteres noch einmal zu einem späteren Zeitpunkt wiederholen und sich einfach dafür während eines weiteren Ausbildungsblocks zur abendlichen Gürtelprüfung anmelden und dann dort erscheinen, auch wenn man nicht an dem jeweiligen Ausbildungsblock teilnehmen sollte.

Gürtelprüfungen finden immer am 1. Abend eines Ausbildungsblocks und bei starkem Andrang auch noch am 2. Abend jeweils immer um 20 Uhr statt und können u. U. je nach Anzahl der Absolventen bis ca. 23 Uhr dauern. Voraussetzung zur Teilnahme ist eine rechtzeitige schriftliche Anmeldung bis spätestens 14 Tage vor Beginn eines Ausbildungsblocks sowie die Überweisung der Prüfungsgebühr. In Ausnahmefällen (z.B. bei hohen Überweisungskosten aus dem Ausland) kann die Prüfungsgebühr auch erst direkt am Abend vor der Prüfung in bar bezahlt werden.
Bei der Prüfung werden die zuvor erlernten theoretischen Inhalte der einzelnen Ausbildungsgrade geprüft und abgefragt und sollten im praktischen Bereich die erlernten

Techniken ausschnittsweise vorgeführt werden können. Es können dabei sämtliche Inhalte aus allen 8 Schwerpunktbereichen des jeweiligen Ausbildungsgrades/ farbige Schärpe des KRISTALL-KI-DO® geprüft werden und es obliegt dem Prüfer/ Meister, welche Schwerpunkte er jeweils näher abfragt.

Man sollte sich deshalb nur dann für Gürtelprüfungen anmelden, wenn die Inhalte des letzten Ausbildungsgrades auch tatsächlich im Theoretischen wiedergegeben werden können und die praktischen Übungen und Techniken zumindest unregelmäßig geübt und halbwegs verinnerlicht wurden und abgerufen werden können.

Nach bestandener Prüfung erhält jede/r Absolvent/in eine schriftliche Urkunde zum jeweils bestandenen Grad im KRISTALL-KI-DO® sowie eine seidene Schärpe in der entsprechenden Farbe. Wird einmal eine Prüfung ausnahmsweise nicht bestanden, kann diese zukünftig bei irgendeinem anderen Ausbildungsblock bei den abendlichen Gürtelprüfungen wiederholt werden und fällt im Wiederholungsfalle eine ermäßigte Prüfungsgebühr an.

Sämtliche erlernten Inhalte und Techniken des KRISTALL-KI-DO® dürfen erst dann an andere Menschen weitergelehrt und unterrichtet werden, wenn man sämtliche Gürtelprüfungen bis einschließlich des 9. Grades (schwarze Schärpe) erfolgreich durchlaufen und absolviert hat und vom Ausbildungsleiter die schriftliche Erlaubnis (Zertifikat zum KRISTALL-KI-DO®- Meister) dazu erhalten hat.

So liegt es nun an dir, dich zu entscheiden, ob du zu einem der ersten Menschen gehören willst, die nicht nur diese Energiekunst erlernen werden, sondern vielleicht sogar als eine/r der ersten Lehrer/innen des KRISTALL-KI-DO® überhaupt diese zukünftig verbreiten, unterrichten und weitergeben wirst. Denn ich bin mir sicher, dass sich gerade bei den heutigen vielfältigen Belastungen, Krankheiten und dramatischen globalen Veränderungen immer mehr Menschen für diese energetischen wie feinstofflichen Bereiche des Lebens interessieren und nach Antworten suchen werden, die ihnen unsere rein materiell ausgerichtete Medizin, Wissenschaft und Gesellschaft nicht geben können.

VIII. Kontaktmöglichkeiten

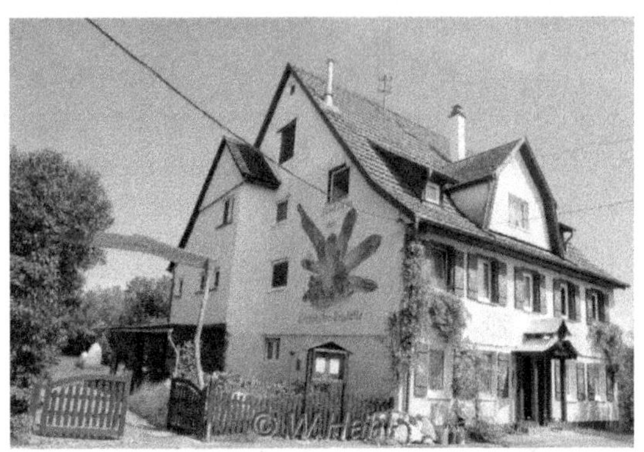

Zentrum der Erdenhüter-Kristalle

Vogelhof 2, D - 89584 Ehingen (Donau)
Telefon/ Fax: +49(0)7386-396

www.erdenhueter-kristalle.de
E-Mail: zentrum@erdenhueter-kristalle.de
Facebook: https://de-
de.facebook.com/erdenhueterkristalle/

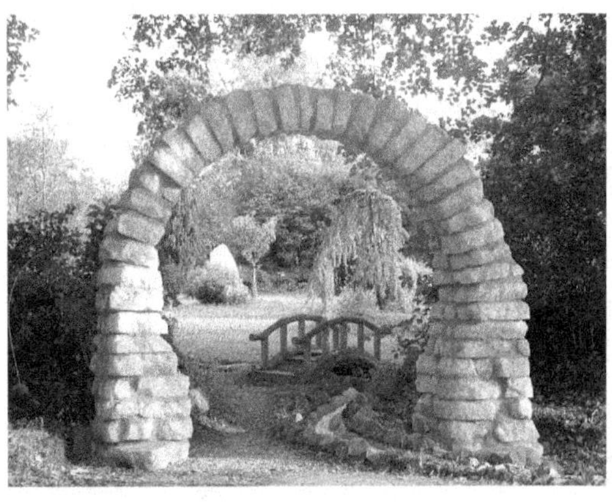

IX. Rechtliche Bemerkungen

Copyright-Rechte

Alle Copyright-Rechte zu sämtlichen Texten und Fotos liegen bei Wolfgang Hahl, Vogelhof 2, 89584 Ehingen (Donau), ©2018. Sämtliche Auszüge einzelner Textabschnitte oder Fotos bedürfen der schriftlichen Genehmigung des Autors und wird bei Nichtgenehmigung rechtlich geahndet. Die Verwendung oder Weitergabe zu gewerblichen/ kommerziellen Zwecken ist nicht gestattet.

Medizinrechtlicher Hinweis

Sämtliche erlernten Techniken und vermittelten Inhalte des KRISTALL-KI-DO® dienen ausschließlich der allgemeinen Verbesserung und subjektiven Empfindung der Lebensqualität und sind kein Ersatz für medizinische oder psychotherapeutische Behandlungen. Bei sämtlichen körperlichen, seelischen wie geistigen Beschwerden sollte als Erstes immer ein Arzt konsultiert werden.

Bei vorliegenden chronischen oder akuten Beschwerden oder regelmäßiger Einnahme von Medikamenten sollte vor Teilnahmebeginn der einzelnen Ausbildungsblöcke mit dem behandelnden Arzt abgesprochen werden, ob aus ärztlicher Sicht Bedenken bestehen oder von der Teilnahme abgeraten wird. Das Ergebnis ist dem Ausbildungsleiter vor Beginn des jeweiligen Ausbildungs-Seminars unaufgefordert mitzuteilen.

X. Weitere Bücher und Meditations-CDs des bekannten Erdheilers und spirituellen Lehrers Wolfgang Hahl

Schutzsteine
Negative Energien wirkungsvoll abwehren

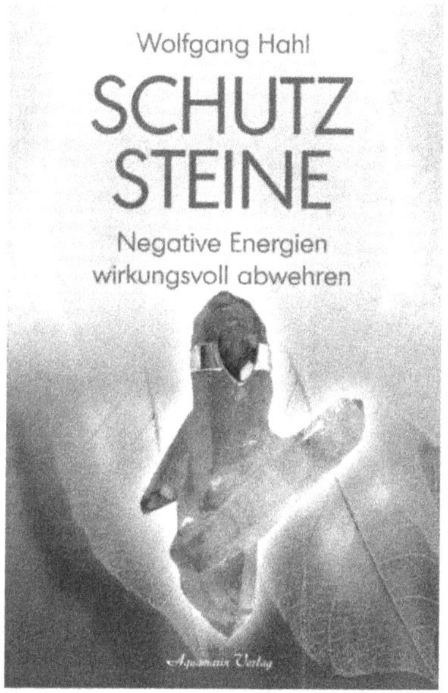

Taschenbuch, ca. 139 Seiten, ISBN: 978-3-89427-544-0

Der praktische Ratgeber für alle Fragen, Belange und Alltagsprobleme unterschiedlichster Art zum Thema Schutz und Abwehr negativer Energien. Neben detaillierten praktischen Vorschlägen, der Erläuterung der jeweils wirksamsten Schutz- und Heilsteine werden darüber hinaus zu jedem Kapitel zusätzlich auch noch passende und energetisch wirksame Kurz-Meditationen vorgeschlagen und angeleitet.

Die Steinkreise der Erdenhüter-Kristalle
Erdheilung und Bewusstseins-Transformation mit den Giganten aus Licht und Stein

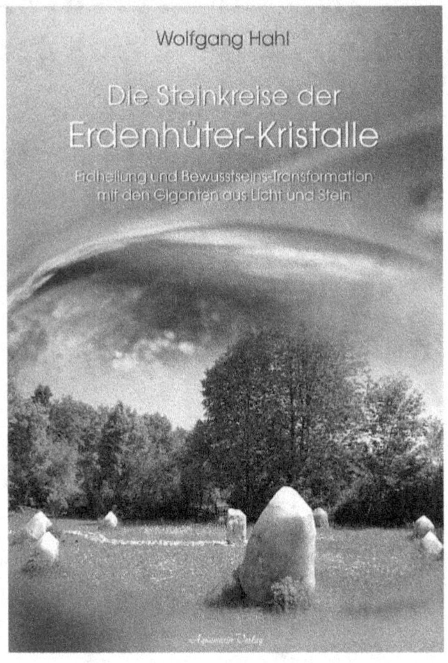

Großformatiger Bildband, ca. 250 Seiten, ISBN 978-3-89427-510-5

Mit spektakulären Kristall-Fotos schildert W. Hahl einfühlsam aus spiritueller wie auch wissenschaftlicher Sicht die Entstehung und Wirkungsweise der von ihm seit Beginn des neuen Jahrtausends aufgebauten Steinkreise und Kraftplätze mit den teils größten Kristallen der Welt und wie er dabei unglaublich deutlich auf ganz konkrete Art und Weise jedes Mal vom Bewusstsein unseres Planeten geführt wurde.

Durch das Lesen dieses Buches wird man nicht nur einen persönlichen Zugang zum Wesen von Mutter Erde gefunden haben, sondern auch die Welt der Kristalle mit ganz anderen Augen sehen lernen.

Heilender Schmuck
Die kraftvollsten Heilsteine und die wichtigsten Energiegesetze beim Tragen von Schmuck

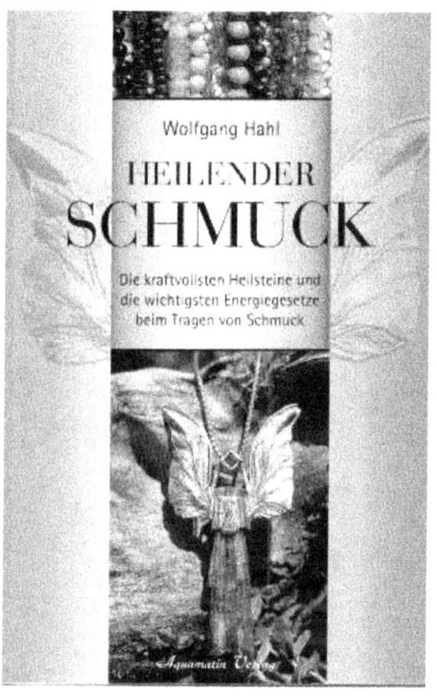

Taschenbuch, ca. 160 Seiten, ISBN: 978-3-89427-500-6

Den wenigsten Menschen ist bekannt, dass Schmuck mit echten Mineralien und Edelsteinen nicht nur zur Dekoration dient, sondern darüber hinaus auch eine konkrete Heilwirkung durch die Aktivierung der Selbstheilungskräfte bewirken kann. Voraussetzung hierzu ist allerdings die richtige spezifische Anwendung der jeweiligen Schmuckstücke wie auch die Kenntnis der zugrunde liegenden feinstofflichen Energiegesetze unseres Körpers.

Diese werden in diesem Buch auf faszinierende Weise leicht für jedermann verständlich erläutert. Ergänzend finden sich zahlreiche Farbtafeln unterschiedlichster Schmuckbeispiele, die der Autor zum Großteil selbst entwarf und hierzu seltenste, energetisch passende Kristalle und Edelsteine zur Verfügung stellte.

Amrith & Od
Die Erdenhüter-Kristall-Elixiere von Wolfgang Hahl

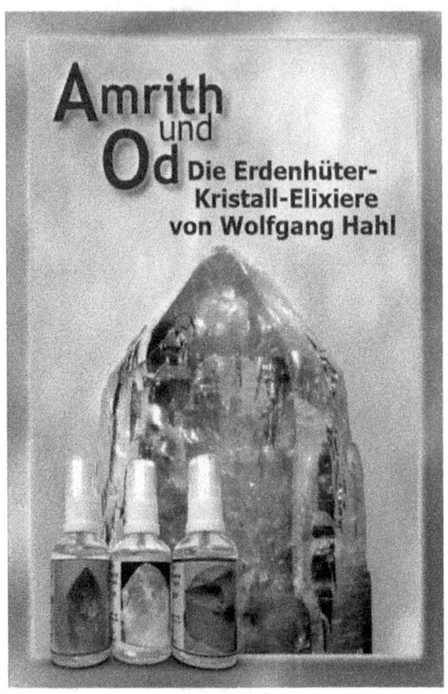

Taschenbuch, Farbdruck, 163 Seiten, ISBN 978-3-00-054527-6

Hinweis: Das Taschenbuch sowie die einzelnen Elixiere können nur direkt vom *Zentrum der Erdenhüter-Kristalle* bezogen werden.

Nach jahrzehntelanger Forschung, Entwicklung sowie spiritueller Arbeit mit Hunderten einzigartiger und weltweit seltenster Erdenhüter-Kristalle ist es dem Autor gelungen, 15 hochwirksame Basis- und Meister-Elixiere mit enorm hoher spiritueller Schwingung sowie gleichzeitig intensivster energetischer Wirkung zu kreieren.

In diesem durchgehend farbigen Taschenbuch finden sich neben vielen Fotos von Erdenhüter-Kristallen alle wissenswerten Informationen rund um die Elixiere sowie jede Menge unterschiedlichster Anwendungsvorschläge, die es für Laien wie auch gleichermaßen professionelle Heiler und Therapeuten zu einem unverzichtbaren Nachschlagewerk machen.

Der weiße Wolf im Hotelzimmer
Tierbegegnungen der besonderen Art

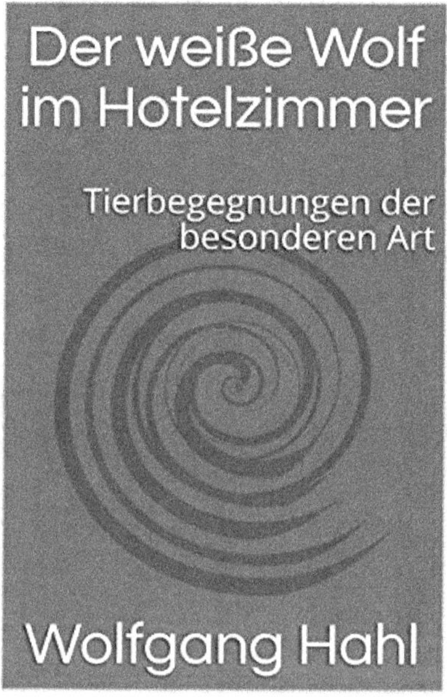

Taschenbuch, 220 Seiten, ISBN: 978-3-00-057526-6
oder als **eBook:** Format KindleEdition, ASIN: B0755D2DNH

In diesem ganz persönlichen Buch erzählt W. Hahl seine berührendsten, unglaublichsten wie auch „verrücktesten" Tierbegegnungen seines bisherigen bewegten und abenteuerlichen Lebens und nimmt einen mit auf eine Reise in unterschiedlichste Länder und Erdteile, wie z.B. zur Begegnung mit einem weißen Wolfs in einem Amsterdamer Hotel, zu den Kobras eines indischen Schlangenbeschwörers bis hin zu nachdenklich stimmenden Tierbegegnungen, die einen Einblick in tiefe spirituelle Zusammenhänge unseres Seins und unsere innige Seelenverbindung zu Tieren erlauben.

Ein überaus packendes und kurzweiliges Leseabenteuer der ganz besonderen Art, das beim Lesen die ganze Bandbreite menschlicher Emotionen hervorruft und mitempfinden lässt.

Einzigartige Meditations-Anleitungen auf CD
(von W. Hahl persönlich gesprochen)
- nur direkt vom Zentrum der Erdenhüter-Kristalle beziehbar -

Nachdem tausende begeisterte Seminarteilnehmer von W. Hahl ihn immer wieder um von ihm gesprochene Meditationsanleitungen baten, entstanden folgende 12 CDs als Favoriten der schönsten, stärksten und intensivsten Meditationen von ihm.

Sie zeichnen sich in ihrer Besonderheit nicht nur dadurch aus, dass die volle CD-Zeitkapazität mit teilweise bis zu 3 unterschiedlichsten Meditationen ausgefüllt wurde, jeweils spezifische Kristalle und Heilsteine eingangs zur Verstärkung der Meditationen empfohlen werden, sondern alle Meditationen auch mit selbst komponierter einfühlsamer Meditations-Musik unterlegt wurden.

Sämtliche Meditations-CDs wurden mit modernster Aufnahmetechnik im Tempelraum des Zentrums der Erdenhüter-Kristalle aufgenommen.

Von spirituellen Musikern virtuos gespielte Meditations-Musik, mit zum Großteil echten akustischen Instrumenten, die jeden tief berührt und die Meditationen dadurch noch stärker erfahrbar und wirksam machen.

Die Meditations-Anleitungen sind für den wiederholten Gebrauch und Anwendung konzipiert. Damit wirken sie sich jeweils dauerhaft positiv als Motor und kraftvolle Unterstützung für den persönlichen spirituellen Weg wie auch die eigene Heilwerdung aus.

Äußerst günstiges Preis-Leistungs-Verhältnis durch die volle Nutzung der CD-Laufzeit von jeweils fast 80 Minuten Gesamtlänge sowie großzügige Preisrabatte.

Selbstheilungs-Meditationen – Teil 1
Die schönsten und stärksten Selbstheilungs-Meditationen des bekannten Meditationslehrers Wolfgang Hahl (total 79:21)

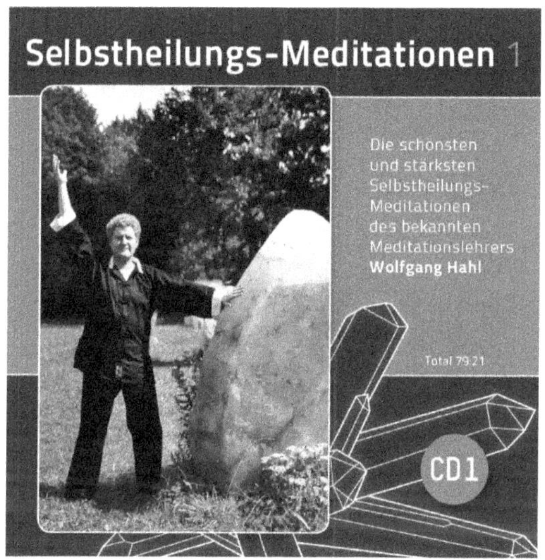

Drei grundlegende Basis-Meditationen und Übungen im Stehen, Sitzen und Liegen von jeweils ca. 25 Minuten, die das Beste aus Qi Gong und Geistigem Heilen kombinieren.

Ideal zur gesundheitlichen Regeneration und Stärkung der Selbstheilungskräfte. Essenzielle und wichtige Grundübungen zur Aktivierung der eigenen feinstofflichen Körper und Energien. Intensive positive und spürbare Wirkung bei jeder einzelnen Meditation, die unabhängig voneinander je nach Möglichkeiten im Liegen, Sitzen oder Stehen ausgeführt werden können.

Selbstheilungs-Meditationen – Teil 2
Die schönsten und stärksten Selbstheilungs-Meditationen des bekannten Meditationslehrers Wolfgang Hahl (total 78:39)

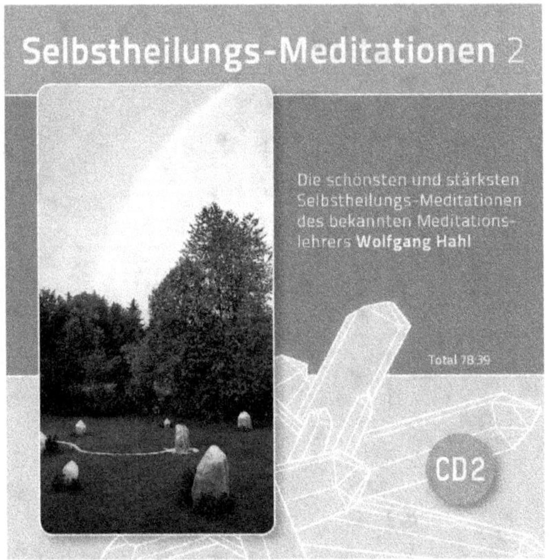

Meditation 1: Chakren-Meditation über den inneren Regenbogen
Meditation 2: Innere Kommunikation und Heilvisualisierungen mit
eigenen Schwachstellen und Organen

Weiterführende und vertiefende Selbstheilungs-Meditationen. Zur spirituellen und energetischen Aktivierung und Ausbalancierung der fein-stofflichen Körper wie auch der einzelnen Chakren. In der 2. Meditation lernt man, mit den eigenen Organen und Schwach-stellen zu kommunizieren, sie zu energetisieren und in ihrer Heilung zu unterstützen und dabei seine eigenen Beschwerden und Krankheiten zu verstehen und geeignete Lösungsansätze zu finden.

Ganzheitliche Fernheilungsmeditationen – Teil 1
Ausführliche Fernheilungs-Meditation zu einer einzelnen Person mit sämtlichen wichtigen Einzelpositionen der Hände (total 76:51)

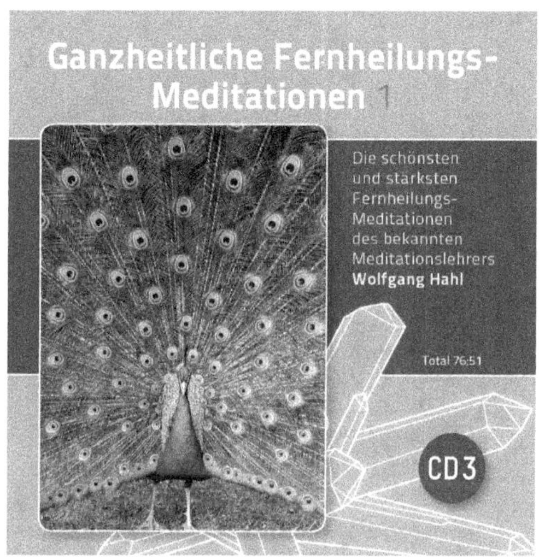

Das Grundlagenwerk zum Üben geistiger Fernheilungs-Meditationen, um die energetischen Bedürfnisse einzelner Körperbereiche des Empfängers sowie den mit ihnen verbundenen feinstofflichen wie auch psycho-somatischen Zusammenhänge erkennen und verstehen zu lernen. Die umfangreichste und ausführlichste Fernheilungs-Methode, mit allen wichtigen und zusätzlichen Handpositionen, Einstimmungs-, Abschluss- und Energie-Techniken, die eine ganzheitliche Anwendung, auch bei schwierigen Krankheitsfällen, erst wirksam und erfahrbar machen! Für Neu-Einsteiger wie auch sämtliche ehemalige Seminarteilnehmer wunderbar geeignet, um kraftvolle Fernheilungs-Meditationen zu einzelnen Personen regelmäßig durchzuführen und sich durch die Anleitung ganz auf den Fluss feinstofflicher Energien sowie die innere Wahrnehmung konzentrieren und einlassen zu können.

Ganzheitliche Fernheilungsmeditationen – Teil 2
Effektive Kurzversionen für jeden Anlass (total 74:54)

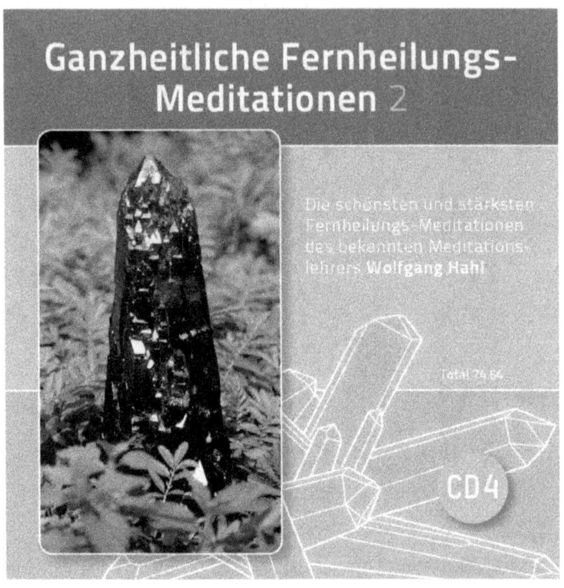

Meditation 1: Effektive Kurzfernheilungs-Meditation zu einer einzelnen Person mit zusammengefassten Handpositionen als "Mudras"

Meditation 2: Effektive Kurzfernheilungs-Meditation als Fernheilungs-Liste für Menschen, Tiere und Pflanzen mit Erdenhüter-Kristallen. Fortgeschrittene Fernheilungs-Techniken für den zeitsparenden Einsatz zwischendurch.

Für berufliche wie auch private Geistheiler wunderbar geeignet, um regelmäßige ganzheitliche Heilungsimpulse zu einzelnen Menschen (Med. 1) oder aber auch seinem gesamten Klientel bzw. allen Wesen zu senden, die weltweit leiden und der Heilung bedürfen (Med. 2).

Deutlich spürbare Energieanhebung und Verstärkung beim Einsatz von Erdenhüter-Kristallen.

Erdheilungs-Meditationen
Die schönsten und stärksten Erdheilungs-Meditationen des bekannten Meditationslehrers Wolfgang Hahl
(total 77:47)

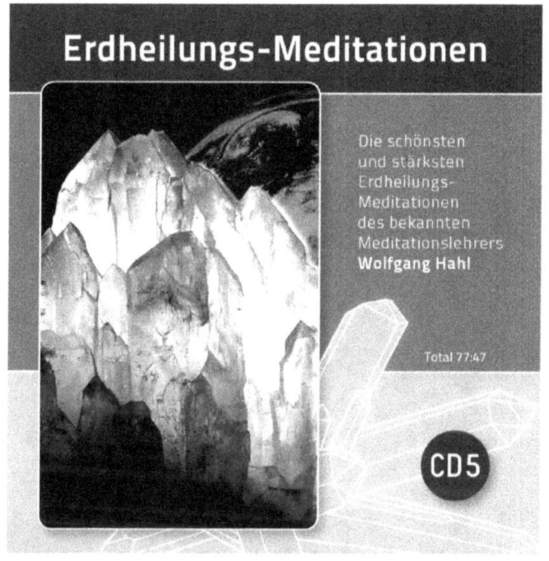

Meditation 1: Fernheilungs-Meditation als Fernheilungs-Liste für alle bedürftigen Gegenden, Landschaften und Krisengebiete der Erde und zur Wesenheit von Mutter Erde selbst.

Meditation 2: Violette Lichtsäulen als Transformations-Zentren über die gesamte Erde geistig verteilen und verankern.

Meditation 3: Geistiges Arbeiten mit dem "Goldenen Licht". Bewusstseins-Anhebung der gesamten Menschheit ins "Goldene Zeitalter".

Drei ganz unterschiedliche, jedoch allesamt äußerst wichtige und hoch wirksame Erdheilungs-Meditationen, die für Anfänger wie auch für erfahrene Praktizierende gleichermaßen geeignet und interessant sind.

Die schönsten und stärksten Meditationen des historischen Buddha
Achtsamkeits- (Vipassana-) Meditationen des klassischen Theravada-Buddhismus (total 79:30)

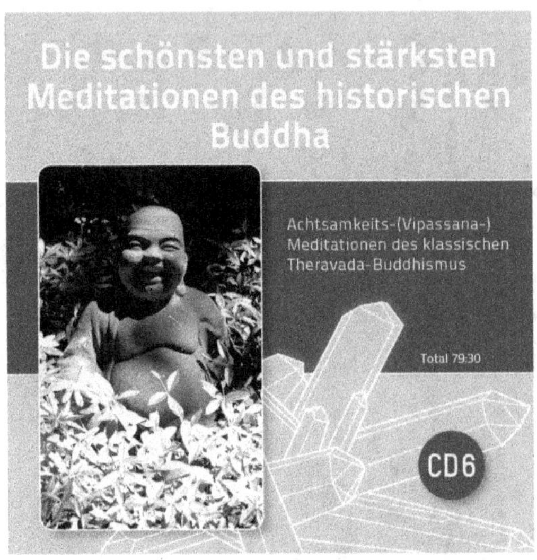

Meditation 1: Achtsamkeitsübung auf die Atembeobachtung

Meditation 2: Achtsamkeitsübung auf Gefühle und Emotionen

Meditation 3: Achtsamkeitsübung auf Gedanken- und
Bewusstseinsprozesse

Meditation 4: "Metta"-Meditation (Buddhistische Fernheilungs-
Meditation der liebevollen Güte)

Die vorliegenden Meditations-Anleitungen geben die Original-
Meditations-Anleitungen des vor ca. 2500 Jahren lebenden Gautama
Buddha in moderner Sprache zusammengefasst als Kurz-Versionen
wieder, so dass jeder diese leicht zwischendurch im Alltag üben und
durchführen kann. Die wichtigsten Grundlagen-Übungen und
Meditationen, um die eigene Achtsamkeit in jedem Lebensbereich zu

erhöhen sowie ein hohes spirituelles Bewusstsein zu entwickeln, egal welchen spirituellen Weg man verfolgt.

Traumreise zum "Inneren Meister"
Geführte Meditation des bekannten
Meditationslehrers Wolfgang Hahl (total 75:43)

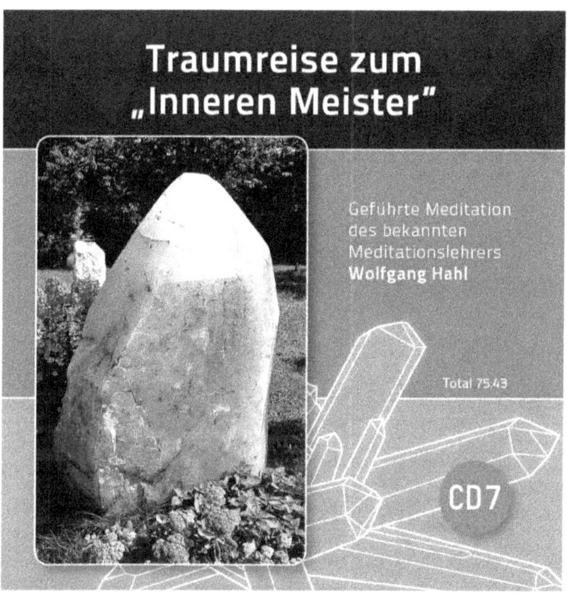

Teil 1: Geführte Meditation zum "Inneren Meister"
Teil 2: Nachfolgende Erläuterungen als Interpretations-Hilfe zu den
einzelnen Schritten der Traumreise

Eine faszinierende Traumreise zu sich selbst, um die inneren verborgenen Wahrheiten seines Höheren Selbst zu erfahren und daraus aktuelle wichtige Botschaften für sich zu empfangen.

Der Kontakt und die Begegnung mit seinem "Inneren Meister" wird einem jedes Mal aufs Neue inspirierende Einsichten und Botschaften schenken, die jeweils das eigene Leben nachhaltig positiv verändern.

Werden Sie Meister Ihres Lebens, indem Sie in engen Kontakt und Austausch mit Ihrem "Inneren Meister" treten.

Mit ausführlichen Interpretationshilfen zu den erfahrenen Schritten und Passagen der geführten Traumreise.

Berührende Herzens-Meditationen für die Neue Zeit

Die schönsten und stärksten Herzens-Meditationen des bekannten Meditationslehrers Wolfgang Hahl
(total 64:18)

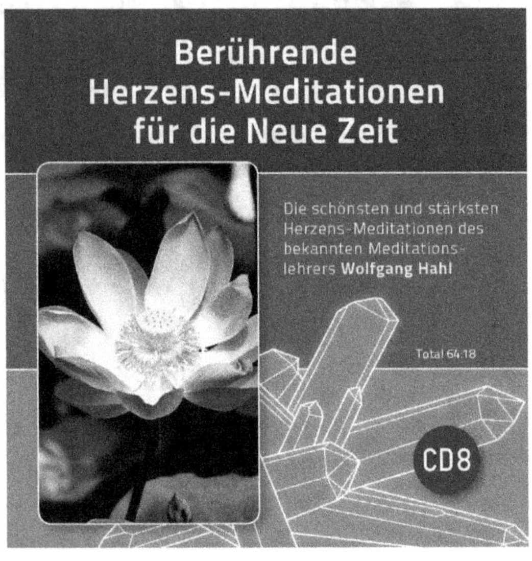

Meditation 1: Heilung des Herzens und alter Seelenwunden

Meditation 2: Die Vereinigung der beiden Pole Liebe/Mitgefühl sowie der Herzenskraft als eine Einheit im Herzen. Als Ziel gilt: „Lass deine Liebe kraftvoll und deine Kraft liebevoll werden".

Zwei ganz außergewöhnliche, aber äußerst kraftvolle wie auch tief berührende Herzens-Meditationen, die nicht nur einen "Seelen-Balsam" für alle alten emotionalen Verletzungen und Herzenswunden schenken (Med. 1).

In Med. 2 erfährt man ungewohnt kraftvoll, stärkend und bewegend die eigenen verschiedenen Facetten seines Herzens und lernt, diese miteinander zu einer einzigen großen Herzensenergie zu verschmelzen,

die allen Anforderungen unseres Alltags gerecht wird und uns innere
Stabilität wie Sensibilität verleiht.

Berührende Engel-Meditation
Die schönsten und stärksten Engel-Meditationen des bekannten Meditationslehrers Wolfgang Hahl
(total 71:46)

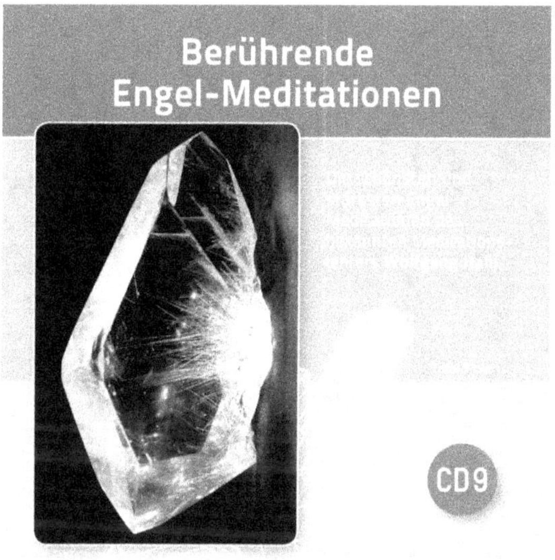

Meditation 1: Geistige Kontaktaufnahme und innige Kommunikation
mit dem eigenen Schutzengel

Meditation 2: Geistige Kontaktaufnahme und innige Kommunikation
mit einem Landschafts-Engel von Naturplätzen

Mit dieser in Meditation 1 energetisch deutlich erfahrbaren Engel-
Meditation gelingt es einem mühelos, eine direkte Kontaktaufnahme
mit dem eigenen Schutzengel einzugehen und ihn genauer kennen zu
lernen und zu erfahren.

In Meditation 2 tritt man in Kontakt mit einem Landschaftsengel eines
beliebigen Naturplatzes und lernt, mit ihm zu kommunizieren. Die CD
bietet eine ideale Grundlage um darauf aufbauend mit allen Arten von

Engeln und Lichtwesen zukünftig jederzeit auf einfache und effektive Weise eine spürbare spirituelle Verbindung aufnehmen zu können.

Traumreise zum Geist von Mutter Erde
Geführte Meditation des bekannten Meditationslehrers und Erdheilers Wolfgang Hahl (total 79:08)

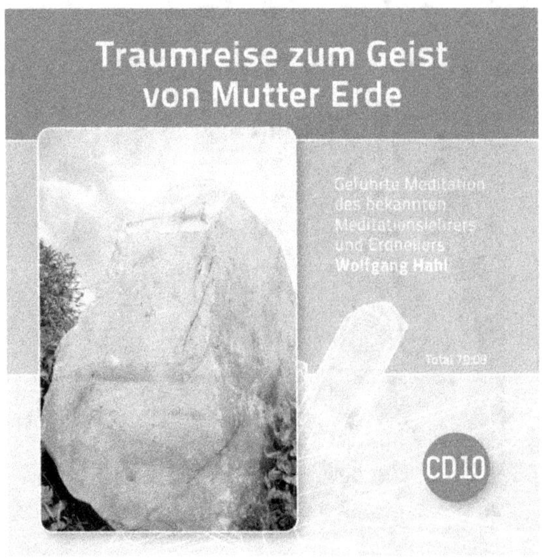

Teil 1: Geführte Meditation zum Geist von Mutter Erde
Teil 2: Nachfolgende Erläuterungen und Erklärungen als Interpretations-Hilfe zu den einzelnen Schritten der Traumreise

Immer mehr Menschen wird zunehmend bewusst, das die Erde ein lebendiges und fühlendes Geistwesen mit einem umfassenden Bewusstsein darstellt.

Mit dieser sanft geführten Traumreise wird es nun jedem möglich gemacht, immer wieder aufs Neue diesen Kontakt für sich herzustellen, ganz persönliche Botschaften von Mutter Erde zu empfangen und darüber hinaus sogar jedes Mal neue Geschenke auf der spirituellen und energetischen Ebene von ihr zu erhalten.

Traumreise zum "Inneren Heiler"
Geführte Meditation des bekannten Meditationslehrers und Geistheilers Wolfgang Hahl (total 69:56)

Teil 1: Geführte Meditation zum "Inneren Heiler"

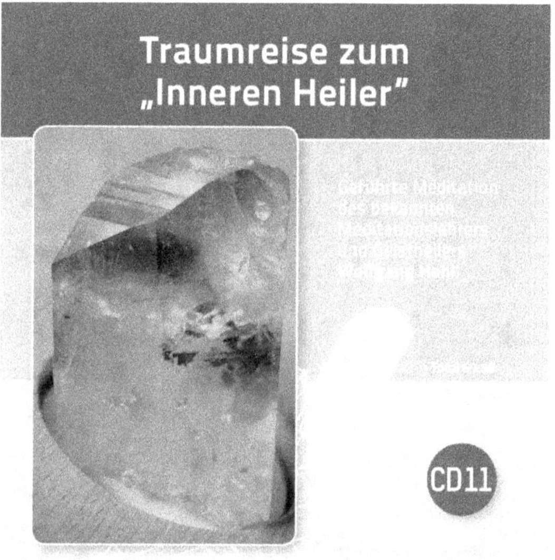

Teil 2: Nachfolgende Erläuterungen und Erklärungen als Interpretations-Hilfe zu den einzelnen Schritten der Traumreise

Da jegliche Form von Heilung letztendlich durch die inneren Selbstheilungskräfte ausgelöst wird, ist es deshalb am wichtigsten, auch in einen innigen geistigen Kontakt mit seinem "Inneren Heiler" treten zu können. Dies ist die geistige Instanz, die unser Höheres Selbst mit unserem Unterbewusstsein verbindet und uns deshalb klare Botschaften vermitteln kann, worauf es bei unserer Heilung ankommt und was dabei wichtig ist. Neben ganz persönlichen Botschaften erfahren wir, was uns innerlich eigentlich blockiert und krank macht, und ebenso, was uns in unserer Heilwerdung fördert und unterstützt.

Rückführung/Reinkarnations-Reise zur schönsten bisherigen Inkarnation
Geführte Reinkarnations-Meditation (Rückführung) des bekannten Meditationslehrers Wolfgang Hahl
(total 61:18)

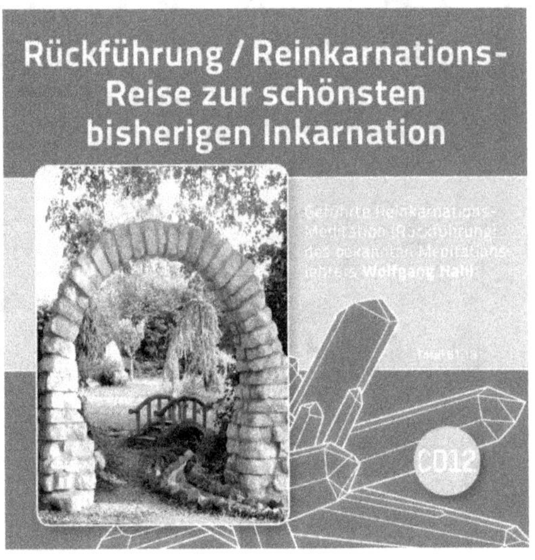

Teil 1: Rückführungs-Anleitung zur schönsten bisherigen Inkarnation
Teil 2: Nachfolgende Erläuterungen als Interpretations-Hilfe zu den einzelnen Schritten der Rückführung

Mit dieser angeleiteten Rückführung werden einem exakt die einzelnen Punkte und Details aus dem eigenen unterbewussten Erinnerungs-vermögen zugänglich gemacht und aufgezeigt, die in einem früheren Leben dazu führten, dass dieses sogar die glücklichste und schönste aller bisherigen Inkarnationen wurde. Auf diese Weise wird das eigene geistige und emotionale Potential wieder freigelegt und einem

204

dadurch ermöglicht, es im jetzigen Leben wieder zu erwecken und damit sich zur Allerschönsten und Erfüllendsten aller bisherigen Inkarnationen zu entwickeln.

9 781717 753786